イラストと写真で学ぶ

むち打ち症の鍼灸治療

形井秀一 編著

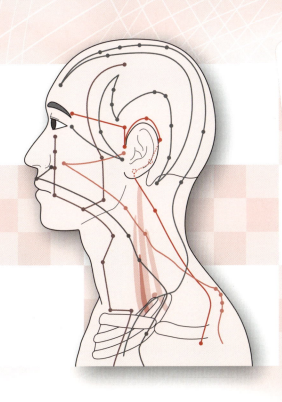

医歯薬出版株式会社

編 集 ・ 執 筆 者 一 覧

● 編　集 / 形井　秀一

● 執筆者 （執筆順）/

形井　秀一 （かたい　しゅういち）　筑波技術大学 名誉教授/洞峰パーク鍼灸院 院長

小井土善彦 （こいど　よしひこ）　せりえ鍼灸室 院長

福田　文彦 （ふくだ　ふみひこ）　明治国際医療大学 特任教授

石橋　徹 （いしばし　とおる）　軽度外傷性脳損傷友の会 顧問

髙室　仁見 （たかむろ　さとみ）　鍼灸サロン Hari Hari

前田　尚子 （まえだ　なおこ）　あゆみ鍼灸院 院長

近藤かのこ （こんどう　かのこ）　元筑波技術大学東西医学統合医療センター

藤原いづみ （ふじわら　いづみ）　千葉大学柏の葉鍼灸院

松本　毅 （まつもと　つよし）　千葉大学柏の葉鍼灸院 院長

中村威佐雄 （なかむら　いさお）　吉祥鍼灸院 院長

岡野　克紀 （おかの　かつのり）　岡野整形外科内科クリニック 院長

箕輪　政博 （みのわ　まさひろ）　元千葉県立千葉盲学校 教諭

山岸　純子 （やまざし　じゅんこ）　こころ鍼灸院 院長

This book was originally publishesd in Japanese
under the title of :
MUCHIUCHI SHO-no SHINKYU CHIRYO
(Acupuncture and Moxibustion for Traumatic Cervical Syndrome)

Editor, Author :
KATAI, Shuichi
　Professor emeritus, Tsukuba University of Technology

Ⓒ 2019 1st ed.

ISHIYAKU PUBLISHERS, INC.
　7-10, Honkomagome 1 chome, Bunkyo-ku,
　Tokyo 113-8612, Japan

序

　人類の歴史で，いわゆるむち打ち症が発生したのは，随分早い時代に遡れるのではないかと想像される．馬や牛を動力にして戦車や荷車を走らせ，衝突や追突を起こして頸部損傷を起こすことは古代ローマや古代中国文明の時代からあったであろうし，それより以前の樹上生活を営んでいた時代にも，木の上から誤って落下して頸部に外傷を負うことがあったであろうことは想像に難くない．人類の医療史において，頸部の外傷治療が文明の早期から行われてきたという事実にいつの日か辿り着くかもしれない．

　さて，頸部外傷の人類史はさておき，1900 年代から車が走行するようになってから，わが国においても自動車事故が原因の現代型のむち打ち症が発生することになり，以降，今日までの 120 年間にわが国の外科や整形外科，鍼灸・柔整分野では，本症に対するさまざまな治療が試みられてきた．特に，戦後の高度経済成長期に自動車の数は急増し，それに伴ってむち打ち症の発生数もうなぎ上りとなり，医療分野だけでなくメディアを筆頭に社会全体がその対策に乗り出し，改善策を模索した．しかし，その後，交通事故件数は大幅には減少しておらず，むち打ち症に悩む人は現在でも数 10 万人以上が毎年発生し続けていると考えられる．

　むち打ち症の傷害が存在する頸部は，人間の生存に非常に重要な役割を果たしながら，華奢な構造をしているという特殊な部位である．むち打ち症は，頸部に生じた筋骨格系の傷害であるだけでなく，自律神経症状や精神症状など多彩な症状を呈し，関連する医療領域が多岐にわたるという特徴がある．

　ところで，戦後の鍼灸治療は痛みを中心とした運動器疾患に対する治療が中心であった．日本の鍼灸外来施設の患者の 6～8 割は，運動器疾患を対象とした臨床を行っていると，これまでのいくつかの調査でも報告されてきた．そのため，一般の国民には鍼灸は痛みに有効な療法であると認識され，多くの鍼灸師は，痛みや筋骨格系愁訴に対する治療を主体とした臨床を行っている．しかし，社会保険である療養費払いに，むち打ち症（頸椎捻挫後遺症）が 6 番目の疾患として認められたのは 1996 年のことであり，鍼灸がむち打ち症の治療法として保険制度のうえで活用されはじめたのは遅く，鍼灸がむち打ち症に有用であるという認識もまだまだ浅いというのが現状である．

　本書は，そのむち打ち症に対する鍼灸治療についてまとめたものである．

　おおよそ 2000 年前に誕生した鍼灸の分野ではむち打ち症が示す諸症状は当時すでに把握され，その原因も理論的にまとめられて，治療も行われていた．しかし先に述べたように，わが国では本症に対する治療法として，鍼灸はまだ十分には活用されていないのが現状である．

　本書は，むち打ち症の医学的な概念や定義，実際などを述べたうえで，鍼灸治療に必要な診察，カルテのまとめ方，頸肩背部に表れる所見を触診で捉える方法，その所見を臨床に即して，局所のみでなく，遠隔部の手足の鍼灸でいかに改善させるか，などを具体的に示した．また，むち打ち症患者に対する鍼灸治療効果について，155 例の症例集積で臨床効果や患者の愁訴内容の変遷，一例報告などを提示し，さらに，鍼灸刺激が生体にどのような生理的変化を生じるのか，そのメカニズムに迫るべく臨床現場において研究が可能な検討を試みた．その他，自動車保険の具体的な申請方法や鍼灸の療養費払いなどについても，書類の記載方法の具体例を示して，分かりやすく解説した．

　本書をお読みいただき，むち打ち症で困っている患者にとって鍼灸は試みるべき治療法の一つであると理解し，患者の治療に活かしていただきたい．

2019 年 9 月

筑波技術大学 名誉教授
洞峰パーク鍼灸院 院長
形井　秀一

● 目　次 ●

序 ……………………………………………… iii

I　外傷性頸部症候群（むち打ち症，TCS）について

1. TCS の名称 ……………………………………………（形井秀一）　2
2. TCS の定義 ……………………………………………（形井秀一）　3
3. TCS の症状（WAD）…………………………………（形井秀一）　3
4. TCS の分類 ……………………………………………（形井秀一）　5
5. 整形外科での治療 ……………………………………（形井秀一）　8
6. WAD に対する保存療法の有効性
   ―ケベック治療ガイドラインを踏まえて …………（形井秀一）　11
7. TCS と関連しているとみなされる症候
   …………………………（形井秀一，小井土善彦，福田文彦，石橋　徹）　11

II　TCS の受傷機転，病理，病像　　　　　　　　　　　　（形井秀一）

1. 交通事故による TCS の受傷機転 ……………………………………… 19
2. TCS による損傷の主体 ………………………………………………… 20
3. TCS により損傷を受けやすい頸部の筋肉 …………………………… 22

III　東洋医学における外傷概念とその歴史　　　　　　　（形井秀一）　25

IV　TCS の鍼灸治療の進め方　　　　　　　　　　　　　（形井秀一）　31

V　TCS の鍼灸治療のための触診　　　　　　　　　　　（形井秀一）　41

VI　TCS に対する鍼灸治療―遠隔治療と局所治療　　　（形井秀一）　67

VII　上下肢刺鍼が体幹の所見改善に奏効するメカニズムの臨床的検討

1. 愁訴部位に対する遠隔鍼治療の影響 …………（形井秀一，髙室仁見，前田尚子，他）　99

VIII　TCS に対する鍼灸治療の効果について

1. 交通事故等による後遺症患者 155 例に対する鍼灸治療の効果について

　　　　　　　　　　　　　　　　　　　　　（形井秀一，松本　毅，中村威佐雄，岡野克紀）　114

2 TCSの事故直後・事故後3日間・鍼灸初診時の自覚症状について
　　　　　　　　　　　　　　　　　　　　　　　　　　　　　　（松本　毅，形井秀一）　134

3 TCSの鍼灸治療後の患者に対するアンケート調査………（松本　毅，形井秀一）　141

4 整形外科治療と鍼治療を併用して改善がみられたTCSの一症例
　　　　　　　　　　　　　　　　　　　　　　　　　　　　　　（箕輪政博，形井秀一）　149

IX　国内の自動車事情の変遷と交通事故について　　　　　　　　　　　　（形井秀一）

1 国内における交通インフラ………………………………………………………　153

2 自動車交通状況の変遷………………………………………………………………　154

X　保険を使用してTCSの鍼灸治療を行う方法について

1 自動車保険の概要…………………………………………（山岸純子，形井秀一）　157

2 自動車保険の仕組みと対応………………………………（山岸純子，形井秀一）　159

3 TCSの鍼灸治療の療養費払い……………………………………（形井秀一）　171

付録　むち打ち損傷カルテ…………　174
　　　初診施術報告書……………　176
　　　施術経過報告書……………　177

索引……………………………………　179

Ⅰ 外傷性頸部症候群（むち打ち症，TCS）について

はじめに

わが国は車社会である．自動車は，生活の一部に組み込まれ，日本経済の発展や日々の生活の快適さに欠かせないものである．免許所有者は，1人あたりほぼ1台の車を保有しているといわれている（**図Ⅰ-1**）．

しかし，その一方で，その便利な車は事故を起こす．そしてその結果として，物損のみならず，人身への傷害は頻繁に発生し，便利さの裏にあるリスクとして歴然と存在する．その傷害の代表的なものが，外傷性頸部症候群（traumatic cervical syndrome；TCS．いわゆるむち打ち症，以下，TCS）である．

交通事故によるTCSは文明がもたらした悲劇的な傷害であり，人類が進歩・発展することに必然的に追従してくる魔物のようにも見える．便利な現代を謳歌する私たちの生活の鬼子である．それゆえ，TCSの治療に関わるそれぞれの分野の医療人の責務として，最大限の努力をして，患者の苦しみを和らげることが大切である．

本書は，東洋医学の一分野である鍼灸によりTCSを改善しようとする試みをまとめた一書である．

鍼灸は2000年以上前に誕生した東洋医学の一分野である．その古代に誕生した医学が，現代機械文明の生み出したTCSに対処する方法を果たしてもっているのかといぶかる向きもあるかも知れない．

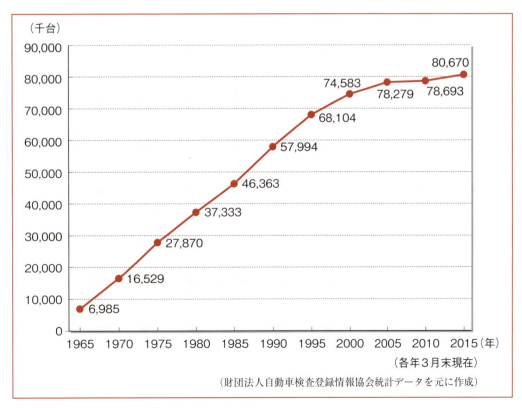

図Ⅰ-1　自動車保有台数推移（軽自動車を含む）

たしかに，19〜20世紀の近・現代文明が生み出した自動車ではある．しかしながら，人類はその材料の鉄の製造技術を数千年前には手に入れていたと言われる．金属を鋳造する技術を使い，鍼治療用の鍼具を製造できるようになった文明が2000年前に生み出した医学こそが東洋医学である．そして，金属鋳造技術を生み出したその時代の人々が，その金属を特殊な形に加工し，治療に応用した医学が鍼学である．また，灸学は，鍼より以前に誕生したと考えられている．

現代文明に繋がる都市文明の始まりは2000年以上前であるが，ユーラシア大陸の東に生まれた中国文明が東洋医学を誕生させた源流と考えられる．頚部に外傷を起こす可能性のある落下事故や馬車による事故，頭部の強打などの事故は，その古代の中国文明にすでに見られていたであろう．

東洋医学には外傷に関する分野があり，外傷のメカニズムの考え方がある．東洋医学による外傷の治療は2000年前から現代に至るまで行われてきており，鍼灸学はそのために重要な役割を果たしてきた．

戦後，TCSに対する鍼灸治療関連の報告論文は，ほとんどが鍼灸分野の雑誌に投稿されてきた．整形外科や関連分野において，TCSに対する鍼灸治療や関連する内容の報告をした論文は，1990年代以前には，1968年の大阪医科大学の兵頭ら[1],[2]や神奈川総合リハビリテーションセンターの徳地ら[3]のもの，あるいは井形ら[4]のものが見られるが，海外の英語論文には見当たらない状況であった．その後，2000年代に入ってから，TCSに対する鍼灸の論文は，わが国では，鍼灸学会や整形外科関連学会などで，木村ら[5]，形井ら[6]，松原ら[7]，齊藤ら[8]の報告が投稿されるようになった．海外でも，Brunoら[9]，Palleら[10]，Ianら[11]，Kwakら[12]の論文が見られる．TCSに対する鍼灸治療も徐々に増えてきたと言えるであろう．

現代医学の進歩，また，TCSに関係する整形外科やリハビリテーションの医療分野の進歩はめざましいものがある．しかし，それでも，なかなか改善しない事故の後遺症に悩む人も少なくない．整形外科医である齊藤は，「鍼治療も効果があると考え，希望する患者には鍼灸師を紹介している」と述べ，医師の同意により6か月間の鍼灸治療が認められていることを紹介している[8]．

鍼灸が2000年間に蓄積してきたノウハウと実績は，TCSの後遺症に悩む人々の症状改善に役立てられるものであり，また，発症後の早めの治療で，後遺症状が長期化しないように，少しでも手助けできるものと考えている．

1 TCSの名称

外傷性頚部症候群（TCS）は医学上の疾病名であるが，関連書籍を見ると，さまざまな名称に遭遇する（**図 I -2**）．

「むち打ち損傷」と「むち打ち症」「いわゆるむち打ち症」「鞭打ち症」は，本症が発症する様子（受傷機転），つまり事故時の頚部や上半身の鞭がしなるような動き（p19，図 II -1）から付けられた名称であり，「頚椎捻挫」や「頚部挫傷」は傷害の状態から付けられた名称である．「外傷性頚部症候群」は原因と部位を示した症状・症候群の名称だが，医学分野ではこの名称を使用することが多い．また，「頚椎捻挫後遺症」は，鍼灸の療養費支給対象疾患名（第 X 章 TCSの鍼灸治療の療養費払い：参照，p171）として使用される．

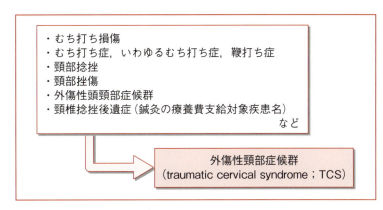

図I-2　TCSのさまざまな名称

2 TCSの定義

TCSは，「交通事故などの傷害により発症する特殊な頸部外傷」であり，「頸部の靱帯，筋肉，関節包等の主に軟部組織に損傷が生じた状態」をいうが，「骨折，脱臼，頸髄損傷を伴わない病態」である．

交通事故などの場合，打撲や軽い外傷のみの状態から，観血的な外傷，あるいは頸椎の骨折や脱臼などの重傷にいたるまで，障害の程度により病像が異なり，グレード分けもされている．

たとえば，国際的な定義としては，1995年にカナダのケベックで決められたケベックTFM（Quebec Task Force Meeting）のものがよく知られている（表I-1）[13]．この定義は，発症原因，病態発現の機序，臨床的愁訴に至るまでの全体像を明確にしている点で優れていると考えられる．そして，TCSの多種多様な臨床的愁訴については，「むち打ちに関連した疾患（whiplash-associated disorders；WAD）」として整理している（表I-2）．このケベックTFMの定義は世界中で利用されている．

3 TCSの症状（WAD）

交通事故等を発症原因とするTCSでは多くの症状が発現する．頸部に過度な外圧がかかることが発症原因であるから，TCS患者の頸部には外傷が引き起こされていることになるが，TCSは頸部の症状の愁訴の発現のみならず，自律神経症状や心理的な問題などをも引き起こし，あるいは心理的な問題により修飾されて，それらが複合的に発症する症候群であると考えられる．

それらの症候群についての報告はさまざまであるが，ここではケベックTFMで示されたWADに従ってTCSの症状を解説する．

TCSの患者は，表I-2のAに分類されている頸部の症候のいずれかを訴えることが多いが，Aのみ

表I-1　Quebec TFMにおけるTCSの定義（1995年）

・むち打ち症は主に，自動車の衝突事故，あるいは落下事故やその他の出来事によって，前後または側面から加速・減速エネルギーが，頸部に衝撃として伝達される機序に起因する．その衝撃エネルギーは，軟部組織や骨組織の損傷（→むち打ち損傷：whiplash injury）を招き，さらに多種多様な臨床的愁訴を引き起こす．
・この多種多様な愁訴を「むち打ちに関連した疾患（whiplash-associated disorders；WAD）」という．

表I-2　Quebec TFMで整理されたTCSの臨床症状：WAD（whiplash-associated disorders）

A）頸部痛，頸部緊張，肩の痛み，腕の痛みや麻痺・感覚異常，顎関節疾患　など
B）頭痛，視覚障害，聴覚障害，めまい，耳鳴り，睡眠障害，情緒不安定，記憶喪失，疲労倦怠感，嚥下困難　など

表 I -3　TCS にみられる多彩な病態

整形外科的障害	項頸部痛，頸部可動域制限，肩甲・上肢痛
神経学的障害	感覚障害，しびれ感，脱力感
聴覚障害	耳鳴り，聴力低下，耳閉感
耳鼻咽喉科学的障害	嚥下障害，発語障害，咽頭麻痺
平衡障害	回転性めまい，非回転性めまい
口腔外科学的障害	咬合障害，顎関節痛，顎関節不安定症
神経心理学的障害	不安神経症，記銘力障害，注意力障害，情動および認知障害，失語症，うつ病
脳神経外科学的障害	頭痛，嘔吐，外転神経麻痺（機能障害，一過性）

ならず，Bに示した視覚や聴覚の病症，頭痛やめまい，睡眠障害，あるいは消化器症状や全身の不定愁訴などを訴えることもある．本症の患者の訴えが多彩で問題が多岐にわたることが理解されよう．関連する西洋医学の診療科は，整形外科，神経内科，耳鼻咽喉科，口腔外科，脳神経外科，心療内科，精神科など非常に幅広い（**表 I -3**）．

このように多様な症状を患者が訴えることは，TCS が頭頸部に対する物理的刺激が原因で発症する病態であることから考えると驚きではあるが，頭頸部という，身体のなかでも特殊な部位に起こった病態であるからこそさまざまな問題が二次的に発生するとも考えられる．

頸部の特殊性

頸部は頭部を支えている．頭部は，人間の中枢機能であり，心身のコントロールセンターであるから，頭蓋で保護されている．そのため7 kg の重さにもなり，頭部を支える頸部は，頑丈に作られてしかるべきである．しかし，頸椎の構造は，胸椎や腰椎，仙椎に比べると華奢といわざるをえない．しかも，頭部を支持することと同時に頸椎には可動性が求められる．目や耳などの特殊感覚器の多くが頭部に集中し，外部の情報収集の要の部であるので，常に外界の情報が発信される方向に感覚器を向ける細かな動きをする必要がある．前後屈，側屈，回旋の可動範囲は大きく，かつ細やかであることが求められ，体幹のなかでも特別な動きをする．つまり，首は重い頭を支えると同時に，可動性が高く，微妙な動きをするという，物理的には併せもつことが簡単ではない3つの機能を同時にもたされているのである．

しかもそれらに加えて，頸部はコントロールセンターである脳からの指令を全身に伝達する神経が通過する部位であり，逆に全身の受容器で得た情報が脳に伝達されていく途中で必ず通る部位でもある．さらに，脳はその機能を働かせるためには大量の血液を必要とするので，細く華奢な頸部に，大量の血液を運ぶ動静脈も通す必要がある．

これら頸部の構造上，機能上の多くの条件が，TCS の病態を複雑かつ治りにくくしている要因であると考えられる．TCS の問題が奥深い理由である．

よくいわれるように，人類が地球上で棲息してきた歴史のなかで，四足歩行から二足歩行に移行したことは，人類の知能の発達には欠かせない要因であったが，宿命的な問題をも人類にもたらすことになった．身体構造と機能に関しては，二足歩行になったことで腰痛を抱えやすくなったということである．もしそれが正しいのであれば，この理屈は同時に頸部にも当てはまるといえよう．二足歩行になったことで頸肩部のこりや緊張を引き起こしやすくなり，頭痛や耳鳴りなどの特殊感覚器由来の症状を抱えやすくなった．四足歩行の動物を想像すると分かりやすいが，かれらは頭の重さを頸椎で支えるのに加えて，僧帽筋や半棘筋，胸鎖乳突筋などの頸の筋肉を発達させることで支えて

いる．しかし，人類は直立したために頭を主に頸椎で支えるようになり，僧帽筋や半棘筋，板状筋，胸鎖乳突筋などが頸を支える役割は，四足歩行の動物に比べたら減少したように思われる．そして，頸の筋の機能は細かな頸の動きにむしろ適応したものになり，細やかな動きは獲得した．しかしその一方で，おそらく前後左右の急な衝撃（四足歩行の動物であれば上下左右の衝撃）には耐える力を十分保持することはできなくなったのではないであろうか．

さらに付け加えるならば，脳は頭蓋で守られているとはいえ，外部からの衝撃に対しては箱のなかの豆腐のような状態であろう．外部からの衝撃により，脳は容易に微細な障害を負ってしまう．

4 TCS の分類

TCS の分類はいくつか示されているが，ここでは，①ケベックグレード分類，②臨床上便宜的に分類されるむち打ち損傷分類，を紹介する．

②については，1960 年代にわが国で交通事故が急増し，多くの整形外科医や法医学者が関連の論文を発表したが，そのなかで鍼灸の臨床にも応用しやすいと考える分類を紹介する．

ケベックグレード分類

ケベックグレード分類[13]は，（**表 I -4**）のように 5 段階分類である．以下にグレードについて解説する．

グレード 0：頸部に関する症状がなく，他の身体的サインもない

このグレードは，自覚症状がなく，他覚的所見※もないもので，無症候である．

●グレード 0 は，鍼灸治療でも治療対象外となることが多いであろう．しかし，医学的所見はなくても，鍼灸学的には触診により緊張や力なさなど，何らかの異常所見を確認することはあるかもしれない．その際は，それらを対象とした治療が行われる．また，患者の不安が強い場合は，なんらかの加療を行うことはあるであろう．さらに，早期には症状がみられなくても，後日症状が出現することもあるの

表 I -4　ケベックグレード分類

	臨床所見
グレード	0 頸部に関する症状がなく，他の身体的サインもない
	1 頸部の痛み，緊張感，過敏状態のみで，身体的サインがない
	2 頸部の症状に加えて，筋骨格系のサイン[※1]がある
	3 頸部の症状に加えて，神経学的なサイン[※2]がある
	4 頸部の症状に加えて，骨折か脱臼がある

[※1] 頸椎可動範囲減少と強い痛みを指す．
[※2] 腱反射の減少か消失，筋力低下，感覚麻痺が含まれる．

※ 他覚的所見：自覚症状に対する言葉である．患者が自覚している症状（主観に基づいた自覚的な状態）に対して，他者（通常は，医師や理学療法士，鍼灸師など）が捉えた状態のことをいう．自覚に対して他覚（治療者）により得られた所見ということである．さらに，他覚に加えて，血液検査や画像などにより，客観的なデータを診察の際の判断材料とすることが発達してきたことは承知のとおりである．

で，その点にも配慮しておく必要がある．

グレード1：頸部の痛み，緊張感，過敏状態のみで，身体的サインがない

このグレードは，自覚症状のみがあるが，筋骨格系サインや神経学的サインがない．つまり，臨床所見として整形外科的には問題となる所見が把握できない病態である．

●グレード1は自覚症状があって，整形外科的な他覚的所見がない場合を想定している．しかし，鍼灸の立場で細かな触診を行えば，自覚症状に対応した鍼灸学的な触診所見はほとんどの場合でみつかる．

つまり，ケベックグレード分類では，身体的サインは，「筋骨格系のサイン」と「神経学的なサイン」と考えているが，鍼灸臨床において触診上捉えられる身体的サインは，「筋緊張」や「筋の腫脹」，「靱帯や結合組織の腫れや緊張」など，軟部組織にみられる異常状態である．したがって，本分類は，通常の鍼灸臨床で把握される筋骨格系の異常状態を対象とはしていないものである．

グレード2：頸部の症状に加えて，筋骨格系のサインがある

このグレードは，自覚症状があり，それに加えて理学検査上問題がある．

グレード3：頸部の症状に加えて，神経学的なサインがある

このグレードは，自覚症状があり，それに加えて理学的検査上問題がある．

●グレード2とグレード3は医学的な所見が明確な場合である．グレード2は，神経学的所見はないが頸部可動範囲の減少と強い痛みがある場合，グレード3は，腱反射の減少か消失，筋力低下，感覚麻痺などの神経学的所見がある場合，となっているが，グレード2と3では，触診上の所見については触れられていない．

しかし，本分類の基本項目には入っていないが，グレード2と3の両者に共通する触診所見については，2の筋骨格系のサインと3の神経学的なサインがみられる場合は，同時に，それに対応した触診所見があると考えておくべきである．たとえば，頸部可動域が減少している原因は，頭頸部を可動させる筋の拮抗筋の緊張があるか，可動しようとする筋や靱帯などに傷害があることを意味する．可動域の減少は筋骨格の損傷状態であり，それらの筋骨格に存在する問題や障害の状態は触診で確認できる．

グレード4：頸部の症状に加えて，骨折か脱臼がある

このグレードは骨折か脱臼がある場合で，頸部の症状はかなり強いことが予測される．

●グレード4の患者は，通常，事故後救急車で整形外科に搬送され，入院加療，時には外科的手術も受ける状態であり，事故直後は鍼灸治療院に来ることはないと考えられる．また，TCSの定義からも外れており，鍼灸の対象外である．

しかし，骨折や脱臼に対する整形外科的加療が終了して退院した後に，後遺症等

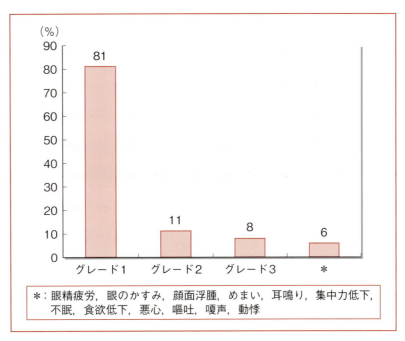

図Ⅰ-3　各グレードの症状の出現率

に対して鍼灸の治療を希望して来院することは少なくない．その際はもちろん治療対象状態として外傷の回復が進むように加療を行うが，定義上はTCSからは外れる．

　以上のように，ケベックグレード分類は，現代医学の整形外科的アプローチによるものであり，鍼灸学で重視される触診所見は活用されていない．触診により把握される反応所見の質，大きさ，強さなどは，異なるとしても，触診所見は，1～4のグレードですべてみられるのであり，いずれのグレードでも把握できることを認識しておくべきであろう．鍼灸治療は，1～3（状態によっては0または4も）のすべてのグレードで治療対象を見出すことができる．

　このケベックグレード分類ごとの症状の出現率をみると，いちばん多いのがグレード1であり，80％を超えている．次にグレード2とグレード3が10％前後であり，残りが自律神経症状の6％である（図Ⅰ-3）．この割合は，後述する筆者（形井）の症例（p117）でも同様の傾向がみられた．

臨床上便宜的な分類

　TCSの臨床的な分類にはさまざまなものがあるが，1960年代に示され，臨床上便宜的に使いやすいという理由で，その基本形が現在まで引き継がれている土屋らの分類[14]を紹介する（表Ⅰ-5）．

　これは「むち打ち損傷」を，1. 頸椎捻挫型，2. 根症状型，3. バレ・リュー型，4. 混合型（2. 根症状型と3. バレ・リュー型の混合），そして5. 頸髄症状型に分けたものである．頸髄症状は，もちろんTCSとしては除外項目であるが，事故時に発生するもっとも重大な病態としてあげたものと考える．整形外科としては臨床上遭遇する事故後の疾患として日常的なグレード分類であろう．

　この1～5の分類は臨床的に分かりやすく，5を除いて，2が「神経症状がみられる場合」，3が「自律神経症状がある場合」，4が「2と3が混合してみられる場合」で，1が

表I-5　むち打ち損傷の分類（臨床上便宜的に）

1. 頸椎捻挫型
   ・頸部から肩にかけての疼痛と頸部運動時痛
2. 根症状型
   ・上肢のしびれ感，放散痛，筋力低下，反射異常等，神経症状を伴う
   〔障害神経根の支配領域に合致する症候はまれ〕
3. バレ・リュー型
   ・頭痛，めまい，嘔気，耳鳴り，聴力障害，目の疲労，視力障害等，自律神経症状を伴う
   ・受傷後数週以降に出現
   〔後頸部交感神経の刺激症状を推定〕〔外傷性と心因性〕
4. 混合型
   ・上記2型の混合型
5. 頸髄症状型
   ・骨折・脱臼などにより脊髄症状を伴う

（土屋弘吉，ほか．臨床整形外科，3(4)：278-87，1968より）

「それらのいずれもみられないが，自覚症状として頸肩部に痛みがある場合」となっている．この分類法は，1968年に土屋ら[14]が最初に示したが，20年後の1988年には石田[15]が，さらに20年後の2008年には小澤ら[16]が，この分類を踏まえた論文を報告しているように，これまで多くの論文がこの分類を踏まえている．

　この分類法が鍼灸臨床を行う場合にも活用しやすい理由は，2の筋力低下や反射異常等の神経症状が鍼灸施術でのベッドサイドでも確認しやすく，3の自律神経症状は問診で把握しやすい．また，1の頸肩部の疼痛や可動域制限などは日常の鍼灸臨床で頻繁に治療対象としており，鍼灸師にも分かりやすいからである．

　ここで，再度確認しておきたいことだが，先にも述べたように，1～3のいずれの場合にも，頸肩部や上下肢の緊張や硬結など，患者の症状に対応した軟部組織の所見はもちろん存在する．鍼灸臨床を行う治療家は，触診でそれらを把握する必要がある．それを前提にこの（整形外科で活用される）分類は，鍼灸臨床に役立てることができる．

　土屋の分類を紹介したが，整形外科における他の分類には，戸祭[17]のように，頸椎むちうち損傷を，1. 頸部捻挫，2. 頸椎捻挫，3. 頸神経根型，4. 頸部脊髄症型，5. 頸部交感神経失調型，の5型に分けるものもある．1の頸部捻挫は「軟部組織のみの損傷に留まるもので，主として胸鎖乳突筋に代表される前頸部筋に自発痛，圧痛があるもので，予後は常によい」，また，2の頸椎捻挫は「損傷が頸椎に及ぶが神経症状のないもので，症状は，頸部捻挫に追加するに，頸椎の過進展時に項，頸，肩甲部に痛みが放散し，肩甲骨内上角，肩甲骨挙上筋付着の圧痛が特徴である」とされる．頸椎捻挫のこのような捉え方とその分類は，外傷性頸部症候群に多い軟部組織を中心とした症状に迫ろうとする試みであると考えられ，同じように軟部組織の問題を臨床上重視することが多い鍼灸治療の組み立て方を考えるうえでも参考となる．

5 整形外科での治療

　交通事故に遭遇した TCS の患者が，賠償保険で治療代を補償してもらうためには，整形外科医の診断書が必要である．そのため，患者は事故後はまず整形外科を受診して，そこで整形外科的な治療とリハビリテーション科で理学的な治療を受けることが一般的であろう．

　整形外科外来で行われている治療について，遠藤らは『むち打ち損傷ハンドブック　第3版』のなかで「薬物治療，神経ブロック治療，理学療法」を治療の三本柱として呈示し，「むち打ち損傷に対し外来でできる治療法」として，**表 I -6** をあげている[18]．この表には，「補完・代替医療」の項目もあり，「①中国医学（中薬療法，鍼灸，指圧，気功)」として鍼灸もあげられている．また，鍼治療の項目では，小児鍼や皮内針，円皮鍼も紹介されている．

表 I -6　整形外科において「むち打ち損傷に対し外来でできる治療法」

薬物療法	①消炎鎮痛薬 ②筋弛緩薬 ③ビタミン B_{12}，ビタミン E ④抗不安薬 ⑤副腎皮質ステロイドホルモン，etc
神経ブロック治療	①トリガーポイント・ブロック ②硬膜外ブロック ③神経根ブロック ④交感神経ブロック
理学療法 　I．運動療法 　II．物理療法	①ROM 運動（頸部，体幹，肩甲部，上肢） ②筋力訓練 ③固有受容性神経筋促進法（PNF） ①牽引療法（持続牽引，間欠牽引） ②マッサージ ③電気治療〔低周波電気刺激，silver spike point（SSP）療法，ほか〕 ④水治療法 ⑤温熱療法（ホットパック，極超短波，超音波，ほか） ⑥寒冷療法 ⑦光線療法（赤外線，紫外線，レーザー光線）
補完・代替医療	①中国医学（中薬療法，鍼灸，指圧，気功） ②インド医療（ヨガ） ③柔道整復 ④免疫療法 ⑤カイロプラクティック ⑥ハーブ療法 ⑦アロマセラピー ⑧薬効食品，健康食品 ⑨温泉療法 ⑩精神・心理療法 ⑪酸素療法，etc.

整形外科における治療の流れ

整形外科における治療は，大まかに3つの段階で考えると分かりやすい[19]．初期（損傷修復），中期（組織修復），後期（機能修復）の3期にわたる治療である．それぞれの期は4週間（1か月）ずつで，全体は3か月となる（図Ⅰ-4）．

①損傷を修復させることが主眼の初期（発症〜4週目）は，消炎鎮痛と安静固定（カラー固定やサンドバック固定）が主である．冷湿布が行われるのもこの時期である．この期の3週目くらいから，温熱療法や頸部の筋の等尺運動が始められる．

②組織を修復させることが主眼の中期（5週目〜8週目）は，血行改善や筋緊張の緩和が求められ，筋力や頸椎の可動性の回復を図る時期となる．温熱療法が行われ，等尺性の運動の強化や等張性の運動も始められる．

③機能を修復させることが主眼の後期（9週目〜12週目）は，リハビリテーションを本格的に行い，頸椎の機能を高め，筋力を増強させることが求められる．筋力増強運動や頸椎の可動性訓練などが盛んとなる．

④その他，症状に応じて，神経ブロックや耳鼻科・眼科の愁訴に対応した治療も検討される．もちろん，手術が必要な場合は手術が行われる．

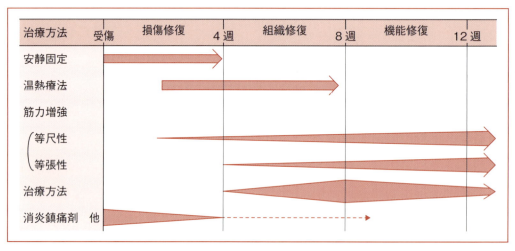

図Ⅰ-4　TCS 治療方針
（井形高明，ほか．頸椎疾患・損傷．メジカルレビュー社，1991, p60 より　図15 を改編）

6 WAD に対する保存療法の有効性
―ケベック治療ガイドラインを踏まえて

WAD に対する保存療法として，ケベック治療ガイドラインがどのような内容となっているかを確認しておきたい[13]（**表Ⅰ-7**）．

まず最初に注意すべきことは，「エビデンスに基づいた治療ガイドラインはない」とされていることである．そのうえで，保存療法としてどの程度評価されているか，各項目について確認してみたい．

早期の頸部運動は推奨されているが，頸椎カラーについては，グレード1では不要，グレード2とグレード3では，受傷後72時間は使用するのはよいが，効果は否定的である．

運動療法として，モビリゼーション，マニプレーション，筋力訓練，ストレッチ，可動域訓練は有効とされる．

NSAIDs（Non-Steroidal Anti-Inflammatory Drugs：非ステロイド性抗炎症薬，消炎鎮痛剤），筋弛緩剤は，グレード1には不要，グレード2・3は1週間以内に使用する．しかし，急性期の効果は不明とされる（NSAIDs の副作用については，胃腸障害，アレルギー反応，腎障害があげられ，喘息患者は禁忌とされている）．

物理療法に関して，牽引は急性期は疑問であるとされ，電気療法はエビデンスが高くないと指摘されている．

また，ブロック療法としてのトリガーポイント注射（滅菌水，生理食塩水，セロトニン受容体拮抗薬）は有効性が低いとされている．

表Ⅰ-7　WAD に対する保存療法（ケベック治療ガイドライン）

エビデンスに基づいた治療ガイドラインはない
・早期の頸部運動→推奨
・頸椎カラー→グレード1：不要，グレード2・3：72時間（効果否定的）
・運動療法（モビリゼーション，マニプレーション，筋力訓練，ストレッチ，可動域訓練）→有効
・薬物〔non-steroidal anti-inflammatory drugs；NSAIDs（非ステロイド性抗炎症薬，消炎鎮痛剤），筋弛緩剤〕→グレード1：不要，グレード2・3：1週間以内（急性期の効果不明）　NSAIDs の副作用：胃腸障害，アレルギー反応，腎障害．喘息患者は禁忌
・物理療法：牽引→急性期：疑問，電気療法→エビデンスは高くない
・ブロック療法：トリガーポイント注射（滅菌水，生理食塩水，セロトニン受容体拮抗薬）→有効性は低い

7 TCS と関連しているとみなされる症候

TCS の残存症状とその種類

これまで，TCS についてその定義や分類などを述べてきたが，整形外科的治療によるアプローチでも，時に症状の改善が十分でない患者が報告されている．1968年に土屋ら[20] が報告した受傷後の TCS の症状の残存率を期間別および型別にみると，受傷後1か月未満では，頸椎捻挫型が66.7％ともっとも多く，次に多いのがバレ・リュー型の21.4％であったが，1か月以上〜6か月では，頸椎捻挫はいちばん多いが37.1％で，その率は減少し，バレ・リュー型＋根症状型が4.8％から24.2％へと増加した．そして，受傷後6か月以上になると，バレ・リュー型（34.5％）とバレ・リュー型＋根症状型（34.5％）が多くなり，頸椎捻挫（24.1％）は3番目と比率が低くなった（**図Ⅰ-5**）．

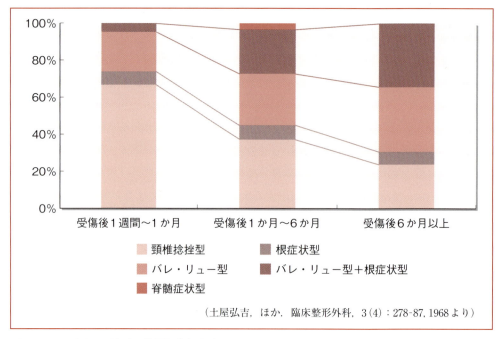

(土屋弘吉, ほか. 臨床整形外科. 3(4): 278-87, 1968 より)

図 I-5 TCS の型別の期間別出現率

つまり，受傷後の初期には頸椎捻挫型の比率が高いが，期間が進むにつれ減少する．反対に，根症状＋バレ・リュー型（混合型）は初期には比率は低いが，後に増加する．バレ・リュー型は期間が進むにつれ徐々に比率が増加すると推察される．

また，松本ら[21]が TCS の病型別の平均治療日数と残存症状について検討したところ，残存率がもっとも低い頸椎捻挫型で 48.1%（平均治療日数 47.7 日），もっとも高い混合型で 100%（平均治療日数 113.3 日）となっている．しかも，その後の追跡調査でも，頸椎捻挫型の 38.7% を除いて他の型は症状の残存率が非常に高い．

この症状残存は，TCS の治療を行ううえで，整形外科だけでなく鍼灸においても頭を悩ます問題である．

上に述べたように，鍼灸治療に来院する患者の多くは，受傷後 1 か月〜数か月以上を経ていることが普通であり，ほとんどの場合，その間の整形外科的処置やリハビリテーションなどの治療を受けても改善が思わしくないケースである．なかには事故後，何年か経過したにもかかわらず，症状の改善が思わしくないために鍼灸受療を希望する患者もいる．自賠責制度が充実しているわが国であるので，まず自動車事故の傷害保険適用範囲で整形外科において治療を受けていたが，症状の改善が思わしくないので，鍼灸治療を受療したいということになるわけである．しかし，そのような整形外科的な治療を行っても治りが思わしくない症候を抱えている患者は，鍼灸治療でも効果をあげることは簡単ではない．通常整形外科では 6 か月（時に 3 か月）を経て症状改善が思わしくない場合は難治例とされる[22]が，鍼灸受療の TCS の患者の多くは，整形外科や柔道整復での治療で満足が得られず，鍼灸を受診するので，難治である可能性が高い．

そのような患者を多くみていると，TCS の直接的な原因が事故等による外傷であっても，治り難さの要因は，頸部等の外傷に加えて，その患者が本来もっている何らかの要因（体質や既往症，合併症，あるいは心理的要素など）も影響している可能性を疑いたくなる．また，現代の診察法ではまだ把握できない問題が潜んでいる可能性も検討する必要を感じる．

TCS と他の病態との関連

近年，難治な TCS 患者の病因を頸部外傷にのみ求めるのではなく，他の病態との関連も検討されている．たとえば，線維筋痛症や慢性疲労症候群などを含む機能性身体症候群（functional somatic syndrome；FSS）との関係である．また，脳脊髄液減少症〔cerebrospinal fluid（CSF）hypovolemia〕なども話題となっている．

機能性身体症候群は，1999 年に Wessely により提唱された疾患概念[23]で，疲労感，頭痛，関節痛，筋肉痛，動悸，めまい，腹痛，下痢などの症状を持続的に訴えるが，器質的疾患が明確ではない症候を意味する．

たとえば，過敏性腸症候群（IBS），過換気症候群，緊張型頭痛，線維筋痛症（FM），慢性疲労症候群（CFS），多種化学物質過敏症（MCS），月経前症候群，顎関節症などが含まれており，各疾患の診断基準が類似し，共通する症状が多く，精神的な症状を伴うことが多いなどの類似点がみられる．

東洋医学の証概念に近い身体の捉え方といえるかもしれないが，単に器質的な問題のみに病因を求めるのではなく，神経・内分泌・免疫系の異常の関与（神経ペプチドや脳内活動，視床下部，下垂体，副腎皮質系ホルモン，T リンパ球やサイトカインなど）を指標とする視点が必要であるとする考え方もある．

以下に，TCS 患者のなかに存在する割合が高いとされる脳脊髄液減少症，線維筋痛症，軽度外傷性脳損傷について紹介する．

①脳脊髄液減少症

脳脊髄液減少症とは，「脳脊髄液腔から脳脊髄液（髄液）が持続的ないし断続的に漏出することによって脳脊髄液が減少し，頭痛，頸部痛，めまい，耳鳴り，視機能障害，倦怠などさまざまな症状を呈する疾患」[24]と定義されている．

髄液は脳室，および，くも膜下腔を囲む空間を満たす液体で，60〜150 mL あり，脳脊髄を保護するクッションの働きをしているが，髄液の産生が少なくなったり，漏れる量が多くなると髄液量が少なくなり，脳や脊髄が下がることで発症すると考えられている．

髄液が減少する要因としては，腰椎穿刺や頭蓋底骨折，脊椎手術など漏れが明らかなものや，硬膜の脆弱部からの漏れなどにより発症するとされているが，TCS やスポーツ外傷など，外傷が原因で髄液が漏れ，髄液圧が低下して種々の症状が出現することも指摘されている．

外傷による脳脊髄減少症は，交通事故，スノーボードやスキーでの転倒，スポーツによる打撲等さまざまな外的圧力により発症すると考えられる．症候としては，頭痛，頸部痛，視野傷害，複視，めまい，悪心，嘔吐，耳鳴り，難聴，など WAD で示された症状に重なるものが多い．

本疾患のガイドラインに示された治療はまず保存的治療であるが，保存的治療で症状の改善が得られない場合は，硬膜外自家血注入（ブラッドパッチ．epidural blood patch；EBP）が推奨される．

脳脊髄液減少症に対する鍼灸治療は清藤の症例報告[25]があるが，国内での他の論文は検索できない．

なお，脳脊髄液減少症は 2016 年 3 月 4 日，「厚生労働省告示第 52 号」により「保険

適用」されることになった※.

②線維筋痛症

線維筋痛症（fibromyalgia；FM）[26]は，全身の骨格筋に激しい疼痛や強ばりがあり，疲労感を主訴とし，他覚症状として特徴的な圧痛点を有するリウマチ性疾患である.

日本線維筋痛症学会編の『線維筋痛症診療ガイドライン2013』では，「線維筋痛症は，原因不明の全身の疼痛（wide-spread pain）を主症状とし，不眠，うつ病などの精神神経症状，過敏性腸症候群，逆流性食道炎，過活動性膀胱などの自律神経系の症状を随伴症状とする病気である」[27]と規定される. 器質的疾患を疑わせる炎症所見や異常などはほとんど認められない.

また，全身の疼痛である身体所見のみではなく，睡眠障害（患者の9割），不安感，うつ，焦燥感などの心身症的症状や自律神経症状を呈する. 発症は50〜59歳の女性に圧倒的に多く，患者の8割は中高年の女性といわれるが，10代で発症することもある. 月経異常もみられる.

診断基準としては，体の広範囲に3か月間以上痛みがあり，18か所の検査部位に4 kg/cm^{2}の圧（指による圧で，圧する術者の爪が白くなる程度）を加えた時に11か所以上に圧痛がある場合，とされる.

この線維筋痛症は，厚生労働省研究班の調査で人口の1.7%が罹患するとされ，わが国では200万人以上の患者の存在が推定される. 頸椎捻挫患者の21.6%が罹患するという報告がある.

西洋医学での治療法は，随伴症状を加味した病態に基づいて，筋緊張亢進型，筋付着部炎型，うつ型，それらの混合型の計4型にクラスター分類され，それぞれに薬物治療を行っている. 罹患割合は，それぞれ，35%，15%，25%，25%とされる[28].

筋緊張亢進型は，全身の骨格筋を中心に激しい痛みや移動の困難さを訴える. 筋付着部炎型は，症状のほとんどないケースか，あっても軽微である. 多くの症例で発症が外傷やリウマチ性疾患などに起因する場合で，抜歯後，脊髄手術後，透析導入などを引き金として発症したケースがあげられている. また，心因的要因から線維筋痛症の症状が出現する場合がうつ型である. そして，4つめの型は，上記の3つの型が重複したものである.

本症に対する鍼灸治療に関しては，2005年のNassimのRCT論文[29]がある. また，線維筋痛症の痛みに対する治療として鍼治療を上げている文献もみられる[30].

（形井　秀一）

③軽度外傷性脳損傷

1）軽度外傷性脳損傷とは

これまで，交通事故や転倒・転落あるいはスポーツ事故の直後に，昏蒙または見当識障害があっても，初診時の意識障害の程度が軽度であれば，脳損傷には至らないと考えられてきた. しかし，その後遺症が注目され2004年にThe WHO collaborating center task force on mild traumatic brain injuryは，軽度外傷性脳損傷（mild traumatic brain

---

※ 参考資料：平成28年度診療報酬改定について（https://www.mhlw.go.jp/stf/seisakunitsuite/bunya/0000106421.html）

表 I -8 MTBI の作業的定義

軽度外傷性脳損傷（MTBI）とは，外部から物理的な力が作用して頭部に機械的なエネルギーが負荷された結果起きた急性の脳損傷である.
　第1要件：受傷後に昏蒙※または見当識障害，30分以内の意識喪失，24時間未満の外傷後健忘症，または（and/or）これら以外の短時間の神経学的異常，たとえば局所徴候，痙攣，外科的治療を必要としない頭蓋内疾患等が少なくとも1つ存在すること.
　第2要件：外傷後30分，ないしは後刻医療機関受診時のグラスゴー昏睡スケール（GCS）スコアの評価が13〜15点に該当すること.
　除外項目：上記症状が以下の事由によってもたらされたものではないこと.
　　　　1. 薬，アルコール，処方箋
　　　　2. 他の外傷または他の外傷の治療（たとえば全身外傷，顔面外傷，挿管）
　　　　3. 心的外傷，言語の障壁，同時に存在する疾病
　　　　4. 穿孔性頭蓋脳外傷

（石橋　徹：臨床整形外科, 46(2)：127-38, 2011 より改変）

この定義は，1993年にアメリカ・リハビリテーション医学議会（The American Congress of Rehabilitation Medicine）が作成した定義と2003年にアメリカ疾病対策センター（CDC）が作成した定義とに準拠している.
※ 軽度の意識の低下状態. 感情の動きが鈍く，強い刺激には注意を向け，簡単な質問には答えられる（大辞林 第三版）. 原文の Confusion は混迷あるいは錯乱と訳されることが多いが，石橋は昏蒙と訳している.

injury：MTBI）の作業的定義[31]を発表した（**表 I -8**）. その後，疫学，診断，予後および治療方法などの研究が欧米を中心に進んでいる.

　わが国では，近年になり MTBI 患者の報告が散見[32)〜35)]されるが，いまだ認知度が低く，後遺症で苦しんでいる患者は適切な医療や福祉の支援を受けていないのが現状である.

　整形外科医として MTBI の診療に力を注いできた石橋[36]は，「むち打ち損傷で脳の実質を損傷し，本来であれば MTBI と診断されるべき患者は，真実とは異なる別の病名の下で治療が続いている. 脳の実質損傷による多彩な症状を訴え続ける患者は，医師の理解を超える存在として，心身症として扱われてきた」と述べ，国民や医学界に向け警鐘を鳴らしている.

　筆者（小井土）らの調査[37]では，MTBI と診断されるまでに受診した医療機関の数は，4〜6か所がもっとも多く（34.5%），次いで16か所以上（18.2%）であり，患者の83.6%は4か所以上の医療機関を受診していた. MTBI と診断されるまでの疾患名は，むち打ち損傷（67.3%）がもっとも多く，次いで頭部打撲を含む打撲（56.4%），うつ病など精神疾患（38.2%），頸髄損傷と脳脊髄液減少症（32.7%）がそれぞれ続き，合計すると57の疾患名が付けられていた.

2）発症機序

　TCS や外傷による MTBI の発症機序はいまだ解明されていないが，脳に加速・減速のエネルギーが負荷されると，脳の変性が表層の大脳皮質から始まり，負荷されたエネルギーが増大すると求心性に深部白質，脳梁，脳幹部に変性が及ぶ求心性連鎖説や，脳に加速・減速のエネルギーが負荷されることにより物性の異なる脳の各組織間に歪みが生じて，剪断力と呼ばれる物理的な力が脳を損傷する剪断力説などが考えられている[32].

3）臨床症状

　MTBI は高次脳機能障害が注目されているが，石橋は運動麻痺，知覚麻痺，脳神経麻痺，膀胱直腸障害などの身体機能障害も認められると報告している．筆者（小井土）らの調査[37]でも，高次脳機能障害によると考えられる学力低下，注意障害，記憶障害，理解速度の低下などの認知障害や感情の爆発，持続性の低下，対人関係が苦手などの行動障害のほかに，身体機能障害では，運動麻痺，知覚麻痺，脳神経麻痺（嗅覚障害，視覚障害，味覚障害など），膀胱直腸障害，自律神経障害，平衡感覚障害，四肢の疼痛，頭痛，易疲労，頭痛，睡眠障害など多くの症状が訴えられていた．

　外傷性脳損傷は，脳血管障害と同様に損傷の程度や傷害部位により臨床像はさまざまである．しかし，脳血管障害の場合は傷害された血管の灌流域に限局された病巣による症状が主であるのに対し，MTBI の場合は局所病変に加え，びまん性軸索損傷による症状が重なり，より複雑で多彩な症状となる．そのため，MTBI では障害の程度も軽微なものから重篤なものまで多様となることが特徴である．

　また，外傷と軸索損傷の臨床症状の因果関係が診断されにくい背景には，軸索群の変性の総和が，量的にも，質的にも，ある閾値に達した時にはじめて発現することがある．臨床症状の遅発性発症例では，受傷直後に神経学的異常がまだ発現していないために初診時に症状の把握ができないことや，患者が受傷後に数時間，数日間，数週間と時間が経過してから医療機関を訪れるために，医師が外傷と患者の臨床症状との因果関係に気づかないこともある[32]．

　したがって，MTBI を診療する際には，受傷直後に意識が明確でない状態があったとしても，本人が認識していない可能性があること，救急隊員や医師が診療する際には，受傷から一定時間が経過しているため意識が晴明になっており，診療録には記載されていない場合があることにも留意する必要がある．

4）鍼灸治療

　MTBI 患者は，診断が確立されていないこと，受診時の意識障害の程度が軽度であったためにその後遺障害であることを医師および患者も考えず，心身の症状を訴えて鍼灸治療を受診する場合が多いことを鍼灸師は理解する必要がある．

　TBI に対する鍼灸治療の報告は少ないが，重度意識障害の TBI 患者の脳血流を増加させたとの報告[38]がある．鍼灸治療による生体への刺激は，脳の循環改善になんらかの影響を与え，神経の可塑性や細胞レベルの変革を促進させる可能性もある．鍼灸治療は，疼痛や運動器の症状以外の MTBI の症状軽減にも適応する可能性があり，鍼灸師も MTBI に対する病態や患者心理の理解，鍼灸治療の目的や説明能力が必要である．

5）まとめ

　米国疾病対策センター（Centers for Disease Control and Prevention；CDC）は，脳震盪では脳は損傷されないとしてきた従来の考えを変更し，交通事故やスポーツ事故などの受傷時に，はっきりしないぼんやりした時間が少しでもあれば脳損傷の可能性を疑い対処するように注意喚起している[39]．鍼灸師も，TCS 後に現れた症状により長期にわたり苦しんでいる患者を診療する際には，MTBI の可能性を考え，治療に当たる必要がある．

（小井土　善彦，福田　文彦，石橋　徹）

文　献

1) 兵頭正義：頸椎むち打ち損傷に対するペインクリニック．麻酔，17(6)：143-9，1968.

2) 兵頭正義，森　秀麿，永山薫造，他：頚部損傷に対する東洋医学的治療を併用した治療効果について．日本麻酔学会関西地方会誌．

3) 徳地順子，他．鞭打ち症に対する中医学的治療効果について．神奈川県総合リハビリテーションセンター紀要，11：74-6，1984.

4) 井形高明，鈴木清之，白旗敏克，他．むち打ち障害の治療法に関するアンケート調査から．日本整形外科学会雑誌，55(9)：972，1981.（会議録）

5) 木村研一，上北光隆，辻　秀輝：外傷性頚部症候群に対する鍼治療の効果．ペインクリニック，21(6)：931-4，2000.

6) 形井秀一，松本毅，中村威佐雄，他：難治な外傷性頚部症候群94例に対する鍼灸治療効果について．慢性疼痛，21(1)：74-6，2002.

7) 松原貴子，新井健一，下　和弘，大須賀友晃，他：長期に改善をみなかった外傷性頚部症候群に鍼治療と漢方薬の併用が有効であった4症例．ペインクリニック，30(10)：1431-3，2009.

8) 齊藤文則：いわゆる「むちうち」の臨床─整形外科医の視点から：診察から治療まで─．ペインクリニック，32(8)：1147-55，2011.

9) Bruno F, Francesco U, Cristina C, et al：Acupuncture treatment of whiplash injury. Int Tinnitus J, 10(2)：156-60, 2004.

10) Palle R, Annette J：Acupuncture for a patient with whiplash-type injury. Acupunct Med, 28(4)：205-6, 2010.

11) Ian DC, Ellen W, Doungkamol S：A randomized trial comparing acupuncture and simulated acupuncture for subacute and chronic whiplash. Spine, 36(26)：1659-65, 2011.

12) Kwak HY, Kim JI, Park JM, et al：Acupuncture for Whiplash-associated disorder：A randomized, waiting-list controlled, pilot trial. European Journal of Integrative Medicine, 4(2)：e151-8, 2012.

13) Spitzer WO, Skovron ML, Salmi LR, et al：Scientific Monograph of the Quebec Task Force on Whiplash-Associated Disorders：redefining "Whiplash" and Its Management. Spine, 20(8 Suppl)：1S-73S, 1995.

14) 土屋弘吉，土屋恒篤，田口　怜：いわゆるむち打ち損傷の症状．臨床整形外科，3(4)：278-87，1968.

15) 石田　肇：むち打ち損傷の分類（臨床上便宜的に）．現代医療，20：509-12，1988.

16) 小澤浩司，奥野洋史：外傷性頚部症候群の分類と臨床病態．Orthopaedics, 22(2)：1-5, 2009.

17) 戸祭喜八：鞭うち損傷．臨床外科，37(5)：671，1982.

18) 遠藤健司，鈴木秀和編著：むち打ち損傷ハンドブック　第3版─頚椎捻挫，脳脊髄液減少症から慢性疼痛の治療─．丸善出版，2018，p114.

19) 井形高明，十河敏晴：頚椎鞭打ち損傷．In：室田景久，他編：頚椎疾患・損傷．メディカルレビュー社，1991，p50-61.

20) 土屋弘吉，土屋恒篤，関本　諦，他：いわゆるむち打ち損傷の症状について．災害医学，11：376-87，1968.

21) 松本　勲編：日常診療で遭遇する痛みの対策と治療．メディカル・コア，1998，p124.

22) 梅田敏克：臨床医のための痛みのメカニズム．南江堂，2001，p16.

23) Wessely S, Nimnuan C, Sharpe M：Functional somatic syndromes：one or many? Lancet, 354(9182)：936-9, 1999.

24) 脳脊髄液減少症研究会ガイドライン作成委員会：脳脊髄液減少症ガイドライン2007．メディカルレビュー社，2007.

25) 清藤直人：脳脊髄液減少症に対する鍼灸治療の一症例．医道の日本，65(8)：122-8，2006.

26) 日本線維筋痛症学会編：線維筋痛症診療ガイドライン2013．日本医事新報社，2013.

27) 線維筋痛症診療ガイドライン2013．p1.

28) 線維筋痛症診療ガイドライン2013．p84-7.

29) Assefi NP, Sherman KJ, Jacobsen C, et al：A randomized clinical trial of acupuncture compared with sham acupuncture in fibromyalgia. Ann Intern Med, 143(1)：10-9, 2005.

30) 伊藤和憲，皆川陽一，浅井福太郎，他：はり師，きゅう師，あんま・指圧・マッサージ師のための痛み学習テキスト．第1版，公益社団法人東洋療法研修試験財団　平成27年度鍼灸等研究課題．

31) Carroll LJ, Cassidy JD, Holm L, et al：WHO Collaborating Center Task Force on Mild Traumatic Brain Injury.

Methodological issues and research recommendations for mild traumatic brain injury：the WHO collaborating center task force on mild traumatic brain injury. J Rehabil Med, 43 Suppl：113-25, 2004.

32）石橋　徹：軽度外傷性脳損傷．臨床整形外科，46（2）：127-38，2011.

33）先崎　章：軽度外傷性脳損傷（MTBI）後の認知機能障害．精神科治療，27：307-14，2012.

34）小林康孝，筒井広美，木田裕子，他：軽度外傷性脳損傷により高次脳機能障害を来した3症例．高次脳機能研究，32（4）：581-9，2012.

35）Shinoda J, Asano Y：Disorder of Executive Function of the Brain after Head Injury and Mild Traumatic Brain Injury - Neuroimaging and Diagnostic Criteria for Implementation of Administrative Support in Japan. Neurol Med Chir, 57（5）：199-209, 2017. doi：10.2176/nmc.ra.2016-0293. Epub 2017 Apr 6.

36）石橋　徹：軽度外傷性脳損傷．金原出版，2009.

37）斎藤洋太郎，石橋　徹，小井土善彦，福田文彦：軽度外傷性脳損傷患者の実態調査報告書2013年（修正版）．URL http://mild-tbi.net/pdf/MTB20160510.pdf（2018年2月28日引用）

38）玉井秀明，菊地千一郎，川村義文，他：鍼治療が有効と考えられたびまん性軸索損傷の1症例—第2報—．麻酔，56（10）：1206-10，2007.

39）TBI：Get the Facts. URL https://www.cdc.gov/traumaticbraininjury/get_the_facts.html（20180314）

II TCSの受傷機転, 病理, 病像

　前章ではTCSの概念や症状，分類，整形外科における治療などについて述べた．本章では，TCSの受傷機転や病理等について述べる．

1 交通事故によるTCSの受傷機転

　定義（p3, 表I-1）の項で述べたように，TCSには，「むち打ち症」や「むち打ち損傷（whiplash injury）」など，「むち打つ」という表現を含む病名もある（p3, 図I-2）．この「むち打つ」というのは，事故時に，頭部〜頸部〜上体（頭部〜頸部〜肩部）がしなる様子が，むち（鞭）を打つときにむちがしなる様と似ているという連想から付けられた名前である（**図II-1**）．

　交通事故の際に人体にかかる負荷は事故の様子で異なるが，図II-1のようにいずれも上体や頸がしなる[1]．しかし，現在の車にはヘッドレスト（head restraintの略）やシートベルト，エアバッグが完備されているので，頸に加えられる衝撃は以前に比べたら減少したり，状況が変わったりしていると考えられる．

追突

　「追突」は，基本的に後ろから他車にぶつけられることである．図II-1a（追突）でみると，①の姿位で通常乗車している人に対して，衝突の力が後ろから前へのベクトル（矢印）で加わると車は前へ進むが，慣性の法則で首および上体は後ろ側（②）の位置にしなり，その反動で前の③の位置にしなる．このように追突により，上体は後にしなってから前にしなる．

　ヘッドレストが装備されていても，体を上方へ押し上げる力（④）により，頭頸部が

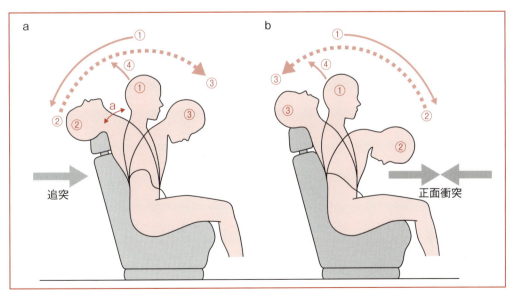

図II-1　TCSの発生の様子　　　　　　　　　　（Jackson P : The cerrical syndrome, 1996より．改編）
a．過伸展（①〜②）のあとの過屈曲（②〜③）作用．b．過屈曲（①〜②）のあとの過伸展（②〜③）作用．

ヘッドレストから上方に外れて後方に過伸展することや，頭頸部とヘッドレストの距離（a）が開きすぎていると，距離とヘッドレストの効果が反比例することが指摘されている．頭部とヘッドレストの距離の関係は約5cmが正しいとする研究もある[1]．

正面衝突

「衝突」は，ぶつかることや突き当たることを意味する．相手が止まっている車や壁であっても，こちらに向かって走ってきている車であっても，衝突は事象を起こした主体が対象物にぶつかることである．交通事故では通常，自分の車のフロント部分が相手の車等とぶつかることを意味する．追突を「衝突」という語を使って定義すると，「追突は，後ろから衝突されること」である．

正面衝突（図Ⅱ-1b）すると，追突と反対に，①の乗車者の上体は，慣性の法則で②にがくんと倒れるが，反動で③にしなる．追突（図Ⅱ-1a）とは反対に，衝突により，上体は前にしなってから後にしなる．

この図Ⅱ-1aあるいはbの「後→前」または，「前→後」のしなりの際に，頸部は重い頭部が揺れる際の加重を支えなければならず，相当な負荷がかかることになる．椎骨に対しては，C7とTh1の間に大きな負荷がかかるといわれているが，頸部の筋群もしなりにより伸ばされる力に対抗して抵抗することになり，大きな負荷がかかる．そのため，頸椎や頸部の筋群に傷害が起きやすく，二次的に神経や血管などにも障害を引き起こす可能性が考えられる．

2 TCS による損傷の主体

次に，TCSにより発症するWADの病理的問題は，生体の組織がどのような変化をきたした結果であるとされているかについて，ケベックとその他の報告を整理する．

ケベックグレード分類と推定病理

表Ⅰ-4（p5）でケベックグレード分類を示したが，ケベックのグレード別推定病理について，Spitzerらは，グレード1では顕微鏡的あるいは多発性顕微鏡的損傷があるが，その損傷は筋痙攣を引き起こすほどではなく，また，グレード2では頸部捻挫軟部組織（椎間関節包，靱帯，腱，筋肉）周辺の出血が推定され，さらにグレード3では機械的損傷あるいは出血，炎症で惹起される神経組織の損傷が推定される（**表Ⅱ-1**）[2]としている．

その他の報告による損傷の主体

事故による衝撃により首がしなって外傷が発症するが，その損傷の主体はどのように考えられているであろうか．

表Ⅱ-1　ケベックグレード1，2，3の推定病理

1：顕微鏡的あるいは多発性顕微鏡的損傷 　　損傷は筋痙攣を引き起こすほどではない
2：頸部捻挫と軟部組織（椎間関節包，靱帯，腱，筋肉）周辺の出血
3：機械的損傷あるいは出血，炎症で惹起される神経組織の損傷

（川上　守：臨床整形外科，42(10)，979，2007より）

①発症初期

　筋，腱，靱帯，関節包や神経に損傷が発生し，浮腫や出血による二次的損傷症状が加わると考えられている．目や鼻や咽喉部の愁訴を引き起こす第二頸神経根刺激症状（大後頭神経を構成する）の発症も同様に考えられる（**表Ⅱ-2**）[3]．

　Croft らは『ムチ打症の診断』を出版し，その第8章でTCS患者の軟部組織の損傷について実験的研究を行い，また，多数の報告論文を検討した．そのなかで，頸部痛は「通常外傷を受けた直後から数時間以内に発生するが，24時間から48時間後に発生することもある」「痛みが数日にわたることはまれではなく，また傷害の後数週間続くことがある．Braaf および Rosner は，徴候は数か月またはさらには数年遅れて発症することがあると強調している」と述べ，頸部痛が遅れて発症したり長期間継続することを指摘している[4]．また，「治癒の過程　急性期」で，「最初の反応は一種の炎症である」とし，「発熱と発赤は局部的な軟部組織の毛細循環の解放の結果である．この反応は数時間遅れて現れることがある」と述べ，その後，痛みに伴う現象をあげている[5]．このうち，たとえば腫脹は，事故数時間後に生じ，数日間増大を続けるとしている．

　ここで考えておかなければならないのは，このような軟部組織の損傷だけではなく，画像上確認できない微少な損傷が発生する一方で，明確に確認できる骨折や脱臼も発症していることである．もちろん，最初にTCSの定義で述べたように，骨折や脱臼はTCSに入らないので除外されるが，受傷機転を考える際には重度の状況も考えておきたい．また，鍼灸治療院には，骨折・脱臼の患者は急性期には受診しないが，事故直後に整形外科を受診し，入院を経て，症状が緩解し，退院した後の慢性期に後遺症の治療などで来院することはありうる．その場合，受傷から数か月，時にはそれ以上の月日が経過している場合もあるが，受傷初期の状態も念頭に置いておくことは臨床の際に役立つことで大切である．

②慢性期

　初期の炎症状態は回復していくが，慢性期になっても症状の緩解が思わしくないものは，炎症性肉芽性変化や瘢痕化，神経変性などが生じていることが考えられる（**表Ⅱ-2**）．Croft らは，「慢性期になると，線維芽細胞の増殖によって結合組織は治癒に向かうが，瘢痕組織が生じることが一般的である．この瘢痕組織は本来の組織より伸縮性，弾力性，柔軟性に乏しく，また，剪断力および引っ張り力に対する抵抗力が弱まっている．それは可動性および伸展性に悪影響を与え，したがって生体力学的に変化をきたす可能性がある」としている[6]．

表Ⅱ-2　TCS による損傷の主体

①発症初期
　筋，腱，靱帯，関節包や神経に障害が発症
　浮腫や出血による二次的損傷症状が加わる
　〔第二頸神経根刺激症状（大後頭神経を構成）の発症も同様〕
②慢性期
　炎症性肉芽性変化，瘢痕化，神経変性など

（井形高明，ほか：頸椎疾患・損傷，メジカルレビュー社，1991 より，まとめ）

3 TCSにより損傷を受けやすい頸部の筋肉

小山ら[7]は，TCSにより損傷されやすい頸部の筋肉について，触診により確認した結果を報告し（表Ⅱ-3），107例中，斜角筋が77例（72.0％），胸鎖乳突筋が8例（7.5％），僧帽筋が16例（15.0％）と，頸部の圧痛は伸展損傷側に多い（70％）と報告した．具体的には，

①右を向いているときの追突…左前頸部
②左を向いているときの追突…右前頸部
③頸部の圧痛のある側…上肢症状を伴う
④圧痛があれば，数日中に自覚症状出現

としている．

この小山らの報告は，鍼灸治療家にとって非常に参考になる内容である．

この指摘を踏まえて，触診上の所見と事故時の状況の関係を図Ⅱ-2のように整理した．

これは物理学的な考え方を前提としている．衝突した際の相手方の衝突のエネルギーは，頸部の長軸

表Ⅱ-3 TCSにより損傷を受けやすい頸部の筋（触診による）

n＝107

損傷しやすい筋	例数（％）
斜角筋	77（72.0）
胸鎖乳突筋	8（ 7.5）
僧帽筋	16（15.0）

1. **真後ろから追突された時**
　1）正面を向いていた場合
　　①⑧胸鎖乳突筋と④⑤僧帽筋頸部，頭半棘筋に左右とも腫脹・緊張・圧痛がある．
　2）右を向いていた場合（＝真っすぐ前を向いていて，右斜め後ろから追突された時も同じ症状と所見になりやすい）
　　⑧左側（胸鎖乳突筋，斜角筋）と④③右側（僧帽筋，頭半棘筋，頭板状筋）の軟部組織に腫脹・緊張・圧痛がある．
　3）左を向いていた場合（＝真っすぐ前を向いていて，左斜め後ろから追突された時も同じ症状と所見になりやすい）
　　①右側（胸鎖乳突筋，斜角筋）と⑤⑥左側（僧帽筋，頭半棘筋，頭板状筋）の軟部組織に腫脹・緊張・圧痛がある．
2. **真横から衝突された際**
　1）肩甲挙筋，頭最長筋，時に頭板状筋に腫脹・緊張・圧痛がある．

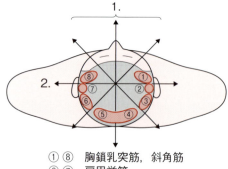

①⑧　胸鎖乳突筋，斜角筋
②⑦　肩甲挙筋
③⑥　頭板状筋，頭最長筋
④⑤　僧帽筋，頭半棘筋

追突方向と損傷を受けやすい頭部の筋

図Ⅱ-2　傷害を受けた頸部軟部組織の触診で推定される追突時の車内姿勢

に対して垂直方向のベクトルで貫くので，そのベクトルに貫かれる軟部組織（筋，靱帯，結合組織など）が損傷を受けることになると想定している．追突された際の相手方の車が衝突してきた方向と，追突された車に乗っていた人の姿勢により，頸部のどの部に外傷が発生するかが予測されると考えている．

このように障害部位が予測可能なことが重要な意味をもつのは，鍼灸施術の診察の際に軟部組織を触診すれば，受傷後の早い時期であれば炎症のための腫脹が，炎症期を過ぎていれば筋緊張や硬結が，また慢性期には表面が力ない状態でありながら，深部に硬結や緊張が確認されるか，深部の筋も力がなくなってしまう状態となるからである．そして，その触診所見から，衝撃を受けた組織が分かり，同時に，事故状況が推察されるということになる．

TCSにおける局所圧痛好発部位

井形[3]は，TCSの際の局所圧痛好発部位として，図Ⅱ-3のように，その部位をポイントで示した．さらに，国分も同様の視点で論文を発表し[8]，K点という圧痛点（ほぼ風池に相当する部とみなされる）にブロック注射を行う方法を提起している[9]．最新の論文では，齊藤も経穴との関連があることを示唆し，K点を紹介した[10]．

このように，整形外科領域でも，TCSにおける頸肩部の圧痛点の存在を注視する流れがあり，鍼灸の経穴の意味を考えるうえでも参考になる．この流れは，兵頭がペインクリニック分野で早い時期から鍼を導入し，その報告を行っていたことから始まっていたと推察する[11]．

（形井　秀一）

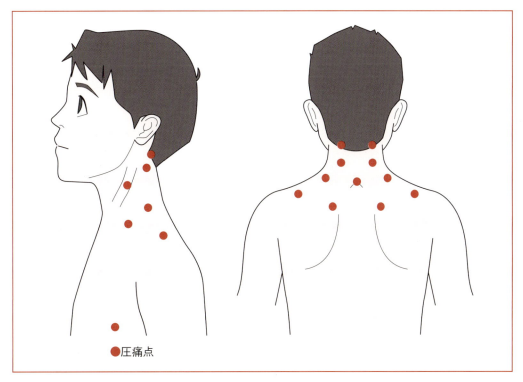

図Ⅱ-3　局所圧痛好発部位

（井形高明，ほか：頸椎疾患・損傷，メジカルレビュー社，1991，p57より．改編）

文　献

1) Jackson P：The cerrical syndrome. 1996.

2) 川上　守：外傷性頚部症候群のケベック分類からみた治療指針の樹立. 臨床整形外科, 42(10)：979, 2007.

3) 井形高明, 十河敏晴：頸椎鞭打ち損傷. In：室田景久, 他編：頸椎疾患・損傷, メジカルレビュー社, 1991, p50-61.

4) S.M.フォアマン, A.C.クロフト著, 竹谷内宏明監訳：ムチ打症の診断　頚部加速／減速症候群. エンタプライズ, 1989, p278.

5) S.M.フォアマン, A.C.クロフト著, 竹谷内宏明監訳：ムチ打症の診断　頚部加速／減速症候群. p291-2.

6) S.M.フォアマン, A.C.クロフト著, 竹谷内宏明監訳：ムチ打症の診断　頚部加速／減速症候群. p293-4.

7) 小山正信, 黒瀬眞之輔, 山本良輔, 他：むちうち損傷の診断と治療. 整形外科と災害外科, 43(2)：503-6, 1994.

8) 国分正一：胸鎖乳突筋上のK点からみた運動器の非特異的疼痛. J Spine Res, 1(1)：17-29, 2010.

9) 独立行政法人 国立病院機構仙台西多賀病院　脊椎脊髄疾患研究センター概要. URL https://sendainishitaga.hosp.go.jp/center/sekitui.html（2019年9月5日引用）

10) 齊藤文則：いわゆる「むちうち」の臨床—整形外科医の視点から：診察から治療まで—. ペインクリニック, 32(8)：1147-55, 2011.

11) 兵頭正義：天柱症候群, 天柱ブロック. 日本医事新報, 3131：43-5, 1984.

III 東洋医学における外傷概念とその歴史

　本章と次章で，TCS に対する鍼灸治療の進め方について述べたい．まず本章で，東洋医学において，外傷がどのように位置づけられてきたのかをみていく．

　現代日本における鍼灸は，痛みをはじめとする運動器疾患に対する治療が主体となっている．多くの鍼灸治療の現場では，近年特にその傾向が強い．しかし，歴史的には，鍼灸治療は痛みを中心とする整形外科的な運動器疾患を主な対象として行われてきたとはいえない．

　7 世紀に著された『諸病源候論』[1] は，隋代までの病因・症候を合理的かつ系統的に分類・整理しており，隋以前の医学の成果を研究するために重要な文献であり，「後世の病因・病症学の発展にとくに大きな影響を与えた」[2] とされる[※1]．そのなかで，「外力による外傷」と思われる捻挫，打撲，刺し傷などは，全 50 巻，67 門，1,739 論中わずか 9 論（0.5%）に過ぎない[※2]．

　では最初に，東洋医学において外傷がどのように捉えられていたか，また，外傷の位置づけがどのように歴史的に変遷してきたかを概観したい．そして，その後に鍼灸治療について述べる．

東洋医学における外傷

①東洋医学における外傷概念について

　現代の『黄帝内経』系の東洋医学において，病因は内因，外因，不内外因に分けられる．内因は怒喜思優悲驚恐の 7 つの情動の過度または過少な作用（七情），外因は風寒暑湿燥の 5 つの自然環境の変化の影響（五邪），不内外因は飲食労倦，中毒，怪我などの他，外科的な疾患に当たる墜落や打撲などの外傷に起因するものとされる．しかし，この三因論は，『素問』の調経論篇 第六十二[5] や繆刺論篇 第六十三[6] で述べられている病因の内容の分類と異なるところがある．

　「調経論篇」では，邪が生体に生ずることは（生体の）陰にも陽にもあるとし，「陽に生じる者は，風雨寒暑に得，陰に生じる者は，飲食居処，陰陽喜怒に得．[※3]」[5] とする．つまり，病因を，生体の陰部と陽部に生じる陰陽の邪に大別し，陽に生じるのが風雨寒暑の外邪による病であり，陰に生じるのが飲食や生活の不摂生，過度あるいは過少な感情の表出による病である，と位置づけている．ここでは，飲食や不摂生，感情作用を含む内因と自然環境の変化である外因の陰陽で組み立てた病因論である．

　だがさらに，次の「繆刺論篇」には，「人が墜落して，悪血が内に留まり，腹中が脹満して，大小便が通じないときは，まず瘀血を取り除く薬を飲ませる．墜落は，上部で

※1 たとえば，隋以降で『諸病原候論』に影響を受けた書としては，唐の『千金方』『外台秘要』，宋の『太平聖恵方』，清の『医宗金鑑』などがあげられる[3]．

※2 他の 99.5% は，「臓腑や経絡の気血が虚弱になっていれば病状が虚に乗じて侵襲するものであり，そうでなければ邪は害を及ぼすことができない」[4] という『黄帝内経』系医学の立場で諸病を内科・外科・婦人科・小児科に分類したものである．同時にまた，巣元方自身の臨床経験に基づいたと思われる「感染症，風土病，寄生虫病，皮膚病」など，新たな視点から導入されたものもある．

※3 夫邪之生也，或生於陰，或生於陽．其生於陽者，得之風雨寒暑．其生於陰者，得之飲食居処，陰陽喜怒．（『素問』調経論篇 第六十二）

は厥陰経を損傷し，下部では少陰の絡を傷害する（筆者訳）[※4]6)」とあり，墜落が原因で瘀血が生じた腹部脹満に対して，最初に服薬で瘀血の治療をすると述べている．そして，墜落で肝経の傷害と，腎経の絡脈の傷害を生じるとし，その後に鍼や刺絡による治療法が述べられている．

また，『素問』脈要精微論 第十七には，「肝の脈打つこと堅にして長，色青からざるは，まさに病気は墜落或いは打撲である（肝脈が，堅くて長く打っていて，皮膚の色が青くない場合は，高いところから落ちたり，打撲などの障害を受けている状態である）[※5]7)」，あるいは，『霊枢』邪気蔵府病形 第四には，「墜落する所有りて，悪血内に留まる（高いところから落ちることがあって，瘀血〈悪血〉が身体の中に留まっている）[※6]8)」とある．

このように，『黄帝内経』が成立した時代には，墜落や打撲などが外傷の要因であることを認識しており，陰陽の邪が経脈に影響する病態とは別に，墜落により瘀血が絡脈に影響する外傷の病態について把握されていたことが分かる．それらは，陰陽の邪による内因と外因，および墜落による瘀血，の3つに病気の要因が分けられ，墜落による病態は，肝実であったり，肝の機能障害であったりといずれも肝と関連づけられていた．

次に，610年に巣元方が著した『諸病源候論』には，第三十六巻「腕傷病諸侯 九論」で，捻挫，打撲傷，刺傷などの「腕傷[※7]」について記載がある．「腕傷病諸侯 九論」のなかの「二，腕傷初繋縛候」に，「捻挫打撲（腕傷）の重度のものは，皮肉，骨髄および筋脈を傷断したものである．之は突然に外傷を受けて気血が通じなくなって循環障害が生じたものである．従って必ず素早く包紮（ほうさつ）し，固定させるべきで，さらにその後に按摩や導引法などを用いて血気の循環を促進させて正常に回復させるようにすべきである．[※8]10)」とある．また，「八，被損久瘀血候」には，「損傷を受けた後に内部に瘀血を生じ，瘀血が長期に留まって消失しないのは，受傷後に風冷の邪が侵入して風冷が血を縛ったために瘀血は内に畜血してしまい，いつまでも治らないようになったものである．[※9]11)」と記載されている．これらの記載は，『素問』『霊枢』の「外傷の概念」をさらに発展させたものであり，傷害発症の説明や病機，増悪や慢性化の要素，治療法，其の作用メカニズムなどについても述べられている．

②外傷概念のその後の変遷

病因を現代の内因，外因，不内外因の内容を踏まえて分類し，論じるようになったのは宋代以降と考えられており，現在私たちが念頭に置いている三因論は12世紀に書かれた『三因極一病証方論』9)などの宋代の分類によるものと言われている．

そのうち「不内外因」は，暴飲暴食，房事過多，猛禽の類による咬傷，毒虫やは虫類

※4 人有所墜墜，悪血留内，腹中満脹，不得前後，先飲利薬，此上傷厥陰之脈，下傷少陰之絡 （『素問』繆刺論篇 第六十三）

※5 肝脈搏堅而長，色不青，当病墜若搏．

※6 有所堕墜，悪血留内．

※7 腕傷＝腕傷とは外力による創傷のことであり，その内容に，捻挫，打撲傷，刺傷（刃物以外のものによる）などを含んでいる．

※8 七，卒被損瘀血候「夫腕傷重者，為断皮肉，傷筋脈．皆是卒前致損，故血気隔絶，不能周栄，所以須善緊縛，按摩導引，今其血気復也．」

※9 八，被損久瘀血候「此為被損傷，仍為風冷搏，故令血瘀結在内，久不瘥也」

などに噛まれた中毒，高所からの落下，怪我，外傷などである．TCS により WAD が発症する要因となる頸部への衝撃となる類似の状況を想定すると，馬に乗った戦い時の落馬や衝突，戦車などの乗り物に乗った時の事故などが考えられ，重い病態の時は，髄の障害の問題まで言及していた．

16 世紀に曲直瀬道三が著した『啓迪集』には，「損傷門 附金瘡諸刺」[12] があり，周文采の『医方選要』[※10]（1515 年）から引用して，「折傷の原因と症状」について述べ，「折傷は身体を損傷することで，（中略）危険なところから落ちて身体を打撲することなどにより起こる．」とし，「瘀血のある者は，是を攻利するのがよく，亡血の者は，補法に行血を兼ねるのがよい．またその損傷部の，上下・軽重・浅深の違いや，経絡・気血の多少の違いを良く診断する必要がある．ただまず瘀血を逐い，経絡を通じ，血を和し，痛みを止める薬方を用い，その後に気を調のえ，血を養い，胃気を補益することを行えば，効果を得ることが出来るのである．」と述べ，その後には，『霊枢』を引用して，「墜堕（高い所から落ちて）して悪血腋下に留まれば，肝を傷る」と記載している．つまり，墜落による打撲などにより「折傷」が起こるが，治療法としては，瘀血をまずなくし，経絡を通じさせて，血を調和し，鎮痛剤を処方して，その後に気血を調整する，というのである．この 16 世紀の曲直瀬道三の記述は，用語は東洋医学用語であるが，現代の外科の治療と考え方は近い印象を受ける．

18 世紀初め，本郷正豊は，『鍼灸重宝記』[13]「損傷」で「堕墜折傷」について述べているが，1529 年発刊の『鍼灸聚英』[14]「損傷」の内容を江戸時代の言葉にしたものである．しかし，『鍼灸聚英』にある「まず利薬を飲む」を省略し，文末に「大衝，崑崙に針して血をとるべし，灸はよろし」を追記するなど，内容に工夫がみられる．また，18 世紀中葉，菅沼周桂は『鍼灸則』の「折傷」で，「折傷は多くは瘀血凝滞有るなり．[※10]」と定義し，治療法として，その患部から血を取る〔出血（刺絡）する〕と，簡潔に記している[15]．

このように，外傷は『素問』『霊枢』の時代から東洋医学における病態の一つとして認識されており，宋の時代には病因の一つである不内外因に属すようになった．そして，日本でも基本的な病態を瘀血とし，それを瀉血するなどの治療方法を行ってきた．

③現代における鍼灸の外傷

現代の鍼灸理論における外傷疾患をみると，たとえば，日中共同執筆の『針灸学』では，頸部捻挫は「落枕」の場合を参考にして治療する疾患とされ，頸部の筋の労損，頸項部の結合組織炎と一緒に分類されており，「弁証施治を参考にしながら治療する事ができる．」とされる[16]．また，同書の「肩こり」の病因病機では「[5] 気滞血瘀による肩こり（気滞血瘀）」をあげ，「外傷や姿勢が正しくないために経脈を損傷し，気滞血瘀となり肩こりが起こるものである」と頸部捻挫の症状の一つである肩こりの原因を「気滞血瘀」とし，頸部捻挫は，「気滞血瘀」が病因の一つであると考えている[17]．また，李世珍らによる『中医鍼灸臨床発揮』には，「気滞血瘀」と捉えて治療を行った症例の「医案」として，内傷の病が 5 例，腰下肢痛 1 例，下肢痛 1 例，坐骨神経痛 1 例，婦人科の病 2 例，肩こり 1 例，肩背部痛 1 例が紹介されている[18]．気滞血瘀はもちろん弁証名であり，症状はさまざまであるが，TCS の病態としては「気滞血瘀」による外傷

[※10] 原文は「折傷者多有瘀血凝滞也．出血 其患處取血」．

と考えられるといえよう.

さらに,現代日本鍼灸において,古典的立場で臨床を進める経絡治療学会のテキストにおいても,むち打ち症を「肝虚証」と「肝実証」に分け,肝虚証は肝虚熱証と肝虚寒証が,肝実証は脾虚肝実証と肺虚肝実証がある[19]とし,むち打ち症を『素問』から始まりその後も引き継がれている「肝の病証」と捉える発想が今日まで継承されていることが理解される.

TCSにおける外傷の病理と東洋医学の概念

ここで,東洋医学概念で捉えたTCSの外傷の考え方を西洋医学的な病理の考え方ではどのように解釈することができるか検討してみたい.

前項で述べたように,歴史的にも現代においても,中国医学では外傷の弁証は「気滞血瘀」と考えられている.気滞は気の滞りであり,血瘀は日本でいうところの「瘀血」のことである.

『漢方用語大辞典』では,「気滞」を「体内の気の運行がのびのびとゆかず,身体の一部に気が阻滞する病理.臨床では主に,局部脹満あるいは疼痛をあらわす.気滞が長くなると瘀血を引き起こし,気滞血瘀となり,胸部の疼痛が激しさを増し(刺痛して,按ずるを拒む),甚だしければ腫塊あるいは肌肉に腐損を起こす」と説明している[20].

また,同辞典の「瘀血」の項では,瘀血概念を定義した後に,瘀血に関する現代研究に触れている.瘀血の範疇として取り上げている病理変化としては,「①血液循環傷害,とりわけ,微少な循環傷害によるところの鬱血・出血・血栓・水腫など.②炎症による組織の滲出・変性・壊死・萎縮・増生など.③代謝障害による組織の病理反応.④組織の無制限な増生,あるいは細胞分化の不良.」[21]をあげている.

このように,同辞典では,外傷の病証である「気滞血瘀」の病機について,現代医学の病理的な解釈をあげている.

また,劉燕池は『[詳解]中医基礎理論』で,「打撲捻挫などの外傷によっても局所の気機阻滞がおこり,血行が阻まれ,瘀血が凝血して,外傷性の局部的な気滞血瘀証を生じる.」と述べている[22].

さらに,経絡治療学会が発刊する『日本鍼灸医学(経絡治療・基礎編)』では,病因論・第五項労倦の「3.外傷」で,『霊枢』邪気蔵府病形篇 第四を引用しながら,「交通事故やその他の外傷は血を損傷するが,多くは瘀血が出来るか,逆に血虚で肝虚になるかである.」とし,さらに(『霊枢』の引用文)について,「これは交通事故などで打撲,捻挫して内出血した者が,腋下に停滞して瘀血を形成するという意味である.」と述べている[23].

これらの考え方は,TCSの外傷としての病理を推察するうえで,気滞と血瘀(瘀血)を軸に考えるという大きな示唆を与えてくれる.

一方,現代医学的にTCSの病理を考えると,「ケベックグレード分類と推定病理」(p20)で述べたように,ケベックグレード分類の推定病理について,Spitzerは,顕微鏡的あるいは多発性顕微鏡的損傷の検討により,グレード1では,損傷は,筋痙攣を引き起こすほどではない,グレード2では,頸部捻挫軟部組織(椎間関節包,靱帯,腱,筋肉)周辺の出血が推定され,さらにグレード3では,機械的損傷あるいは出血,炎症で惹起される神経組織の損傷が推定される[24]としている(p20,表Ⅱ-1).

このSpitzerのまとめは,難治性のTCSを考える際に非常に示唆に富んだもので,

「瘀血」の意味を現代的な「推定病理」として説明していると言えるであろう．また，『漢方用語大辞典』の「瘀血」の項の出典として明記された『簡明中医辞典（中医研究院・広州中医学院）』の「瘀血に関する現代研究の病理変化」の説明も現代医学的に分かりやすく，この両方の病態の病理的説明は，古典概念を現代医学的にアプローチして理解しようとする際に非常に参考になる．古典の時代には，傷害部の病理的変化を推察する画像診断機や詳細な病理解剖環境などはなかったが，気血理論，病因論，症状，証等の概念から「気滞血瘀」まで到達し，さらに2000年後の現代のサイエンスでそれがある程度裏づけられつつある可能性があることは，東洋医学を現代に活かすことの意義を再認識することにもなろう．

（形井　秀一）

文　献

1) 巣元方著，南京中医学院校釈，牟田光一郎訳：諸病源候論．緑書房，1989．
2) 傅維康著，川井正久編訳：中国医学の歴史．東洋学術出版社，1997，p242．
3) 巣元方著，南京中医学院校釈，牟田光一郎訳：諸病源候論．p(4)-(5)．
4) 巣元方著，南京中医学院校釈，牟田光一郎訳：諸病源候論．p(5)．
5) 調経論篇 第六十二．In：南京中医薬大学編，兵頭　明訳：黄帝内経素問　上巻．東洋学術出版社，1991，p367-97．
6) 繆刺論篇 第六十三．In：南京中医薬大学編，兵頭　明訳：黄帝内経素問　中巻．東洋学術出版社，1991，p409-10．
7) 脈要精微論 第十七．In：南京中医薬大学編，庄司良文訳：黄帝内経素問　上巻．
8) 邪気蔵府病形 第四．In：南京中医薬大学編，石田秀実，白杉悦雄訳：黄帝内経霊枢　上巻．東洋学術出版社，1999．
9) 陳言：三因極一病証方論．1174．
10) 巣元方著，南京中医学院校釈，牟田光一郎訳：諸病源候論．p700．
11) 巣元方著，南京中医学院校釈，牟田光一郎訳：諸病源候論．p703．
12) 曲直瀬道三原著，矢数道明監訳：現代語訳 啓迪集　下冊．思文閣出版，1995，p458-63．
13) 本郷正豊：損傷（1718年）．In：日本古医学資料センター監修，鍼灸医学典籍大系　鍼灸重宝記．出版科学総合研究所，1978，p145．
14) 高武：鍼灸聚英．上海科学技術出版社，1961，p185．
15) 菅沼周桂：折傷（1767年）．In：日本古医学資料センター監修，鍼灸医学典籍大系　鍼灸則．1978，p87．
16) 天津中医学院編，後藤学園，後藤学園中医学研究室編訳：針灸学 [臨床篇]．東洋学術出版社，1993，p294-97．
17) 天津中医学院編，後藤学園，後藤学園中医学研究室編訳：針灸学 [臨床篇]．p509-13．
18) 李世珍，李伝岐，李宛亮著，兵頭　明訳：中医鍼灸臨床発揮．東洋学術出版社，2002．
19) 経絡治療学会編：日本鍼灸医学 経絡治療・臨床篇．経絡治療学会，2001，p251-7．
20) 創医会学術部編：漢方用語大辞典．第11版，燎原，2005，p187．（一部改変）
21) 創医会学術部編：漢方用語大辞典．第11版，p82．
22) 劉燕池，宋天彬，張瑞馥，董達栄著，浅川　要監訳：[詳解] 中医基礎理論．東洋学術出版社，1997，p237．
23) 経絡治療学会編：日本鍼灸医学 経絡治療・基礎編．経絡治療学会，1997，p123．
24) 川上　守：外傷性頚部症候群のケベック分類からみた治療指針の樹立．臨床整形外科，42(10)：979，2007．

IV TCSの鍼灸治療の進め方

患者へのアプローチ

　本章では，TCS患者の鍼灸治療を行う際のアプローチの方法や，診察のポイント，体表触診所見等について触れる．

①鍼灸治療の際の診察のポイント

　付録1「むち打ち損傷カルテ」を参照のこと．

②一般事項（表IV-1）

　通常のカルテの記入内容と同様である．

③主訴・愁訴（表IV-1）

　診察に際しては，まず主訴を尋ねる．主訴はWAD（表I-2, p3）のなかのいずれかになるであろうが，TCS患者の場合，複数の訴えがあることが多い．そこで，もっとも強い愁訴を主訴とし，他は愁訴とするか，すべての愁訴を主訴と列記するかは患者の訴え方にもよる．だが，保険の適用がある場合も考慮し，訴えはすべて記録しておく必要がある．

　主訴を一つとした場合，他の訴えは愁訴としてすべて記録する．特に，主訴は痛みに関するものが多く，その表現は患者により違いが大きい．痛みの訴えの部位を正確に特定し，その部位やつらさの程度を記録することは，傷害部位を推定したり，治療部位を探索する際や経過のなかで変化を評価するためには欠かせないことなので，詳細に，明確に聞くことが大事である．また，訴えの表現やその程度は記録者の主観を交えることなく，客観的に記録される必要がある．

　その他の不定愁訴や自律神経症状も正確に記録する．

④主訴の記録（表IV-1）

1）つらさの具体的な部位，あるいは筋肉を記入する

　愁訴部位は，頸部，肩，胸部，背部，上肢（時に下肢も）のすべての筋，腱，靱帯等の軟部組織に及ぶ．

2）自律神経症状

　自律神経症状については，表IV-1で示したようにさまざまであり（p32参照），その愁訴の内容も異なるので，患者の訴える内容を正確に記述する．

3）神経症状

　神経症状については，上肢のしびれ感，放散痛，筋力低下などを主に診る．

　上肢症状が主であるが，下肢にも症状が出現することがある．頸髄の問題を反映した同側上下肢の反射亢進か，神経根部より末梢の末梢神経圧迫などの反射減弱かを確認する．ただ，傷害神経根の支配領域に合致する症候は必ずしも多くないといわれてい

表Ⅳ-1　TCS 患者診察のポイント①

●一般事項（名前，年齢，ほか）
●主訴・愁訴
　①筋骨格系：頸部・肩・背・胸部等の痛みや重さ，緊張，つらさの具体的な部位や筋肉等
　　・胸鎖乳突筋，斜角筋，肩甲挙筋，最長筋，頭板状筋，僧帽筋，頭半棘筋，菱形筋，背
　　　部起立筋
　　・棘突起上（棘上靱帯），棘突起間（棘間靱帯）
　②自律神経症状：めまい，目のかすれ，眼精疲労，視力低下，耳鳴り，耳閉感，聞こえに
　　くい，嚥下困難，吐き気，嘔吐，など
　③神経症状：上肢痛，麻痺感，しびれ，重だるさ，など
　④全身症状，精神症状：寒気，のぼせ，発汗異常，睡眠障害，朝起きられない，情緒不安
　　定，記憶喪失，疲労倦怠感，不安感，意欲の低下，うつ傾向，など
　⑤その他：冷え症，消化器症状

る[1].

4) 全身症状・精神症状

　全身症状や精神症状といえるような，寒気・のぼせ・発汗異常・疲労倦怠感，意欲の低下なども把握する.

5) その他

　冷えの症状や吐き気などの消化器症状がみられることもある.

⑤主訴のつらさの程度

1) 痛みの強さの評価

　主訴の内容を聞くだけでなく，それがどの程度の強さなのかを聞いておくことは大事なことである. 治療の経過とともに主訴の程度が変化していくことが分かるので，治療により症状が改善されることが治療者にも患者にも明らかとなる.

　たとえば，「痛みが少しある，ある，非常に強い」といった3段階で尋ねるものや，「痛みがまったくない，わずかに痛みがある，明確に痛みを感じる，少し強い痛みを感じる，非常に強い痛みを感じる」といった5段階で尋ねる方法などは，鍼灸外来でもよく実施される方法である.

　しかし，一人の患者の評価であればそれですむが，多数の対象者を比較しようとする場合は難しい. そこで，数値で評価する方法が鍼灸分野でも広く行われている. 症状の程度を数値で記録する方法は，後述「3)痛みの程度の評価方法」にて紹介する.

　なお，気をつけておかなければならないのは，整形外科を受診している患者は痛み止め等の服薬をしていることが一般的であるので，特に痛みの感じ方が薬により変化し，修飾されている（影響を受けている）可能性がある. そのため，服用薬物について聞いておくことが大事である（p39，「⑫既往歴・合併症・家族歴の5)その他の事項」参照）.

　また，痛みを数値で評価するといっても，その数値で客観的に評価できているわけではない. 患者が申告する数値は，患者自身が主観的に評価したものであることを念頭に置いておく必要がある.

2) 痛みの性質

　痛みの質はさまざまな表現があり，その土地独自の方言のほうがしっくりくる感覚のこともある.

「ずきずきするような」「うずくような」「脈打つような」「走るような」「刺すような」「灼けるような」「しびれるような」などの言葉の表現が参考になる[2].

3) 痛みの程度の評価方法

現在，痛みの程度の評価方法として用いられることが多いのは，VAS, NRS, Face・scale である．

（1）VAS（Visual analog scale）

VAS は，鍼灸界で治療効果を数値評価で行うようになった初期から用いられている痛み評価方法である．10 cm の長さの直線の左端を「痛みがまったくない時」，右端を「想像できる最大の痛みがある時」とし，その間のどこに現在の自分の痛みが該当するか，患者に印を付けて示してもらう．左端からその痛みの点までのミリメートルの長さで表す．たとえば左端から 66 mm の長さのところであれば，66 とする．

（2）NRS（Numerical rating scale）

NRS は，0～10 の 11 段階で症状の強さの程度を表現するものである．現在では VAS より簡便という理由で，鍼灸臨床ではもっとも使用されていると考えられる．

初診時や治療前の痛みを 10 とする場合と，自分がいままで経験した最高の痛みを 10 とする場合があるとされる[1]．使用頻度は高いが，回答者や環境などに影響されやすい欠点があるとする指摘もある．

（3）Face・scale

Face・scale は，笑顔から泣き顔までの顔の表情を図示し，どれがいまの自分の痛み感覚に近い図であるか選ばせる方法である．通常は 4～7 種類くらいの図を示すことが多い．子どもや高齢者など，単純に数値で自己評価するのが難しい場合に有用であるといわれる[3].

（4）症状は，何割くらい残っていますか？

（1）～（3）の評価法を使って患者の愁訴の程度を数値化することは，患者を評価するうえで確かに便利である．しかし，鍼灸の外来治療をしていて，患者に上記のように VAS や NRS の数値を尋ねて答えてもらう際に，患者が回答に窮して戸惑いの気持ちが伝わってくることもある．

そのような時に，筆者（形井）の選ぶ言い回しは，「初診時と比べると（症状は）どれくらい残っていますか」である．しかし，意味が伝わりにくかったり，もう少しはっきり言ってもよい場合は，「一番つらい時と比べると何割くらい残っていますか」「一番つらい時と比べると何割くらい減りましたか」「一番つらいときから何割くらい改善していますか」など，「何割くらい改善したか」，あるいは「何割くらい残っているか」という聞き方にする．「何割くらい」を「何％くらい」としてもよいが，少し構えられるかも知れない．あるいは，患者は初診時と比べたほうが分かりやすいことも多い．いずれにせよ数値を聞くのだからあまり違わないという意見もあるとは思うが，この聞き方のほうが，日常生活の延長線上の言い方で患者にもすんなり答えやすいのではないかと考える．

⑥現病歴（表Ⅳ-2）

1）事故発生日

現病歴は，「むち打ち損傷カルテ」（付録 1）のように，まず事故（あるいは，外傷）の生じた年月日（時間）を明確にし，鍼灸受診までの日数を記す．

表IV-2　TCS 患者診察のポイント②

●現病歴
1. 事故状況（　　年　月　日　　時, 場所：　　　　　　　　　　　　　　　）
　　①自分の車と相手の車の関係を詳細に，できれば図も　②車種　③追突か衝突か
　　④スピード　⑤シートベルト着用の有無　⑥エアバックの作動の有無
　　⑦事故を予期出来たか　⑧事故時の姿勢　⑨車内打撲の有無　⑩意識消失の有無・時間
　　⑪事故での車移動距離　⑫車の破損状況　⑬同乗者の有無, 傷害の程度
2. 症状の出現時期（直後の発症, 一定日時後の発症：何日後か明記）
3. 病院受診に関すること,
　　①検査の有無（X-P, CT, MRI, その他）
　　②病名（整形外科でどのように判断・診断したか）
　　③器質的傷害の指摘
　　④入院の有無（整形外科での病状の程度の判断を推察できる）

2）事故の状況

●事故状況

　自分の車と相手の車の相互の関係をできるだけ詳細に問診し，事故状況の図を書いて，衝突の様子が一目で分かるようにする．

　すでに第II章で述べたように，障害を受けた筋をはじめとする軟部組織は，事故状況を詳細に尋ねることによってある程度部位の予測がつく．そのため，事故状況の詳細は，症状の問診，所見の触診の際の参考になるものと考える．

●追突または衝突の方向

　表II-3（p22）の説明の際にも述べたが，事故時にどのような衝撃を受け，その際の姿位がどうであったかは，頸部軟部組織損傷を検討するうえで重要な情報となる事柄であるので，明らかにしておく（追突と衝突の意味の違いも再確認しておく）．

●スピード（相手も, 自分も）

　車を運転していた時のスピードも確認しておく．多くの場合，警察の調書づくりや賠償責任保険の書類作成に協力する際にスピードの数値を確認されるので，患者は覚えていることが多い．もちろん，覚えていなければ「不明」でよい．

●シートベルト着用の有無

　シートベルト着用の有無は衝突の際の身体に対する衝撃度にかかわるので確認しておきたい．同乗者の着用についても聞いておくと，同じ事故条件下の人を比べることで，患者の症状の変化の改善度を推計する参考になる．

●車種（相手も, 自分も）

　衝突事故はモノとモノの物理的なぶつかり合いであるから，衝突したもの同士の重量や大きさも人体への衝撃度に関係する．車の大きさや重量の情報として車種を聞いておくことは参考になる．

●エアバックの作動の有無

　事故時，エアバックが作動したかどうかも聞いておく．事故や衝撃の程度・患者の病態を理解するのに役に立つ．

●衝突が予期できたか

　事故は一瞬のことではあるが，衝突が予期できたか否かは，衝撃に耐える（身構える）動作をしたかどうかに関連して重要である．頸部の軟部組織への衝撃度に影響を与え，傷害度にも関係する．

●車内姿勢

車内姿勢は，何度も述べたように衝突の衝撃と頸部の損傷部位の状態を検討するうえで重要である．

●車内打撲の有無

たとえば，シートベルトをしていたのに衝突の衝撃でそれをすり抜けて天井に激突したり，ドアに腕をぶつけるなど，車内打撲はさまざまな事故状況で発生する．事故状況や病態を考えるうえで参考項目の一つとなる．

●追突されて前進した距離

信号待ちで停車していても，追突の衝撃で車は前進移動する．その移動距離は，追突した車のスピードや車種により異なり，事故状況を考えるうえで参考となる．

●車の破損状況（相手も，自分も．たとえば，バンパーが破損して取り替えた，廃車など）

事故の大きさを判断する材料となり，外傷の程度を推察するのに役立つ．

●同乗者の有無，傷害の程度

同乗者の事故時，事故後の状態，症状の内容を聞く．

●意識消失の有無（ある場合は，覚醒するまでの時間も）

ダメージの大きさ，程度を推察するのに役立つ．

3）事故直後の症状，およびその後（何時間後，何日後）に発症した症状

●事故直後に発症した症状

事故直後は痛みを中心とした症状が多い．また，事故直後はなにも感じなかったという人でも，一定の時間が経ってから痛みが発症する場合もある．これは，緊張したり，気が動転したりして，直後はよく分からなかったが，落ち着いてきたら感じるようになったということもあるが，損傷が生じて数時間後に炎症症状が強くなり，痛みや可動制限が生じるなど，遅れて症状が出現したり，それが二次的な問題を生じることもあるからである[※]．Croft らは，「頸部痛は（中略）通常外傷を受けた直後から数時間以内に発症するが，24 時間から 48 時間後に発症することもある」[4]と述べている．

●事故後日時を経て発症する症状

自律神経症状は事故後数時間や数日経ってから生じるという報告もある[5]．もちろん，事故直後から嘔気，めまい，ふらつきなど自律神経症状があることも少なくない．

4）病院を受診した結果に関すること

●診断病名

整形外科でどのように判断し，診断されたか．

●整形外科での検査

X-P, CT, MRI 等の実施とその結果の評価はどのようであったか．

器質的障害の指摘があれば，その内容．

●薬物処方内容

[※] 頸部症状が遅れて発症する機序については，「椎間関節に介在する滑膜組織が，追突の衝撃による椎間関節の非生理的挙動によって損傷され，数時間後に滑膜炎が惹起されて，疼痛・可動域制限を生じる」とする報告がある[6]．この考察は，臨床現場で遭遇する患者の症状が事故後の時間経過とともに明確になることを病理学的によく説明しているものと考える．

また，この説明は，先に挙げた『漢方用語大辞典』[7]の瘀血の現代における研究による病理変化の説明とよく付合している．

36 ● Ⅳ. TCS の鍼灸治療の進め方

表Ⅳ-3　TCS 患者診察のポイント③

●現症
1. 頸部 ROM（前後屈，側屈，回旋）
2. 握力
3. MMT
4. 腱反射
　①上肢：上腕二頭筋反射，上腕三頭筋反射，腕橈骨筋反射
　②下肢：膝蓋腱反射，アキレス腱反射
5. 病的反射
6. 知覚異常
7. 神経学的検査（ジャクソン，スパーリング，アレン，ライト，モーリー）

表Ⅳ-4　TCS 患者診察のポイント④

●自律神経症状
・頭痛　・吐き気　・めまい　・視力障害　・流涙　・目がかすむ
・難聴　・耳鳴り・耳閉感　・発汗　・唾液分泌異常　・皮膚温異常
・睡眠障害　・情緒不安定　・記憶喪失　・疲労倦怠感　など

●入院の有無（入院の場合は退院までの日数も）

　入院の有無は単にその事実を記録するという意味以上に，入院するほど，あるいは入院しなければならないほど傷害の程度が重かったということであり，そのことは鍼灸治療の効果を考えるうえでも参考となる.

　著者が自験例 155 例の患者の入院の有無を調べたところ，20 例（12.9%）が入院していた（図Ⅷ-9，p118）. また，混合型の TCS の場合，50% を越える患者が事故後入院していた.

⑦現症（表Ⅳ-3）

　「ケベックグレード分類」（表Ⅰ-4，p5）や「むち打ち損傷の分類」（表Ⅰ-5，p8）で示したように，TCS の病態を把握する場合，愁訴に関係する筋骨格系のサインや神経学的なサインを把握する必要がある. そのために，ベッドサイドで簡易に行える検査法を実施する[※].

　表Ⅳ-3 に示した検査が一般的であろう.

⑧自律神経症状（表Ⅳ-4）

　自律神経症状は WAD の項目に多くの症状が示されている（表Ⅰ-2，p3）. 患者により，どの症状が主体となって現れるか分からないが，症状は耳鼻咽喉科，眼科，心療内科などいくつかの分野の対象となる不定愁訴として現れる（表Ⅰ-3，p4）. そのため，そのことを理解していないと患者の気の迷い，思い込み，心理的な修飾によるものと決めつけがちである. まず，患者の訴えをそのまま受け止め，そのうえで治療を検討する

※　これまでも何度か指摘したように，ケベックグレード分類（表Ⅰ-4）のなかに「1：頸部の痛み，緊張感，過敏状態」とあるが，事故後の症状改善のために鍼灸治療を希望する患者のほとんどは，身体的サイン（筋骨格系のサインや神経学的なサイン）はもっていなくても，鍼灸治療対象となる緊張や硬結などが見つかる. つまり，鍼灸により TCS の治療を行おうとする場合は，触診により体表所見を把握するので，必ずなんらかの体表所見は把握できる（「本項「⑪体表所見」参照）.

⑨患者の心理的な問題

前項⑧で「患者の訴えをそのまま受け止め」ることが必要と述べたが，追突された患者は，相手からいきなりぶつけられ，外傷を負って，痛みや活動の不自由さに悩まされることになったという被害者意識を持ちやすい．そのため，多くの場合，顕在的にか潜在的にかは別として，怒りの感情をもつことが多い．また，人によっては事故後に車の運転ができないような恐怖感を抱くようになる．

ネックカラーをして，事故後の外傷があることを明らかに示せるうちは仕事仲間など同僚らに同情される．しかし，カラーが外れるころから外観からはつらさが伝わりにくくなるうえ，慢性的な不定愁訴を抱える病態になってしまうような場合は，職場内での居心地の悪さを感じたり，自分でも働く意欲が湧かないなどが相まって，心理的なストレスは大きなものになる．家族や親しい人達との間でも同様であろう．

⑩ TCS の患者の心理的状況

事故後，心理的ストレスが強く，症状の改善に支障をきたたしているようにみえる患者に遭遇すると，「その患者は元々そのような心理的傾向にあった人で，事故をきっかけに心理的な問題が表面化してきたのではないか」という意見と，「心理的な問題はなかったのだが，事故が原因で心理的な問題を発症した」という意見が出て，「鶏と卵」論争となりそうである．

筆者が 1996 年 4 月から 1999 年 3 月までの約 3 年間に，TCS 患者 50 名（男 15 名，女 35 名）の心理テストを実施した結果（**表Ⅳ-5**）では，CMI（Cornel Medical Index）がⅢ・Ⅳ領域（神経症傾向）の患者は 12 名（24.0%），Ⅴ項目が 11 以上（自律神経失調症傾向）の患者が 16 名（32.0%），SDS（Self-rating Depression Scale，抑うつ性自己評価尺度）の数値が 50 以上で抑鬱傾向にある患者は 6 名（12.0%）であった．

CMI 健康調査票では，心理的正常者の領域分布は，Ⅲ領域（準神経症域）22%，Ⅳ領域（神経症域）3%とされる[8]．また，うつ病の生涯有病率は，女性で 10〜25%，男性で 5〜12%といわれている[9]．これらの数値と比較すると，TCS 患者 50 名に対して

表Ⅳ-5　TCS と心理テスト

n＝50

神経症傾向	CMI	Ⅰ	17	34.0%
		Ⅱ	18	36.0%
		Ⅲ	9	18.0%
		Ⅳ	3	6.0%
		記載漏れ	3	6.0%
自律神経失調傾向	Ⅴ	≧11	16	32.0%
		≦10	34	68.0%
抑うつ傾向	SDS	≧50	6	12.0%
		≦49	41	82.0%
		記載漏れ	3	6.0%

男：51，女：35　平均年齢＝32.06 歳
実施期間＝1996 年 5 月〜99 年 3 月
頸椎捻挫型：39，根症状型：6，バレ・リュー型：2，
混合型：2，頸髄症型：1

著者が実施したテスト結果では，自律神経症状は別として神経症やうつが TCS 患者に特に多いとはいえない結果であった．

　したがって，TCS を思い込みであると判断したり，あるいは TCS 患者は心理的な偏りがあるので症状が治りにくいといった先入観や偏見をもたずに，患者の愁訴をまず受け止め，話をじっくり聞くところから診療が始まると考えるべきであろう．現代日本における TCS の鍼灸治療は，そのような姿勢で患者に接するところから始めることが大事である．そのような姿勢により，鍼灸が重視する体表所見の細やかな把握から患者の病態を理解し，それを改善しようとする治療が始まるのである．

⑪体表所見

　TCS の分類である「ケベックグレード分類」（表Ⅰ-4，p5）や「むち打ち損傷の分類」（表Ⅰ-5，p8）には，「体表触診所見」の項目はない[※]．しかし，体表触診所見は筋骨格系の愁訴に対する鍼灸治療を行ううえで重要な所見となる．愁訴の改善のために局所の治療を行うにしても，愁訴に関連した所見を明らかにして治療を行わなければ，患者の訴えのままに愁訴のある部に鍼灸を行うだけの「愁訴部治療」になってしまう．

　治療部位と刺鍼の深浅，刺鍼時間を決め，治療後に刺鍼の効果判定を行うのは，患者の評価のみに頼るのではなく，治療者が行う体表の触診所見を判断材料にしたほうがより客観的である．そのためには所見の的確な把握が必要となる．

　具体的には，「ケベックグレード分類」にある「身体的サイン」は，整形外科的な「筋骨格系のサインと神経学的なサイン」を意味する．そこには，治療者が捉える「体表所見」の項目がない．鍼灸学の立場からいうと，そこに「体表所見」を入れるべきであると考える．

　また，土屋ら[10] 以来の「むち打ち損傷の分類」の「頸椎捻挫型と根症状型」には整形外科的な症状と所見が示されているが，そこにも触診所見は示されていない．だが，『ムチ打症の診断』[11] には触診という項目がある．著者のフォアマンらは，頸部を4部位（前頸部筋，後頸部筋，棘突起間スペース，関連部位）に分けて「触診しなければならない」と述べている．また，「触診は，最初は軽く行い，軽く触れたときの痛み，無

表Ⅳ-6　TCS の際に緊張等が出現する筋肉（体表所見として把握する対象となる筋）

1. 頭部
   ・頭頂部，前頭筋，側頭筋，後頭筋，頭半棘筋
2. 頸部
   ・僧帽筋，半棘筋（頭・頸），板状筋（頭・頸），最長筋
   ・肩甲挙筋，斜角筋（前・中・後）
   ・広頸筋，胸鎖乳突筋，胸骨舌骨筋
3. 肩・背部
   ・僧帽筋，肩甲挙筋，菱形筋（大・小），三角筋，上後鋸筋，脊柱起立筋
4. 肩甲部
   ・棘上筋，棘下筋，小円筋，大円筋，肩甲下筋
5. 前胸部
   ・大胸筋，小胸筋

※ 「ケベックグレード分類」と「むち打ち損傷の分類」には触診の項目はないが，『ムチ打症の診断頸部加速/減速症候群』[11] には，第2章 物理的検査 第1部に「触診」の項目がある．

感覚，知覚異常及び皮膚の表面温度および乾湿の変化と言った諸変化を記録しなければならない」と具体的に触診対象をあげ，触診の重要性を述べている．触診をすれば分かることであるが，5つの型のすべてで愁訴に対応した体表触診所見が把握される．

そこで，付録1「むち打ち損傷カルテ」に，体表所見を記入する図（前面，後面，左右側面，左右斜め前方面，計6面の図）を用意して，そこに初診時の触診所見を描写する．触診所見は，**表Ⅳ-6**に示すように，各部の筋肉を指標として，表現すると明示しやすい．

鍼灸治療のための触診については，次章「鍼灸治療の触診」で詳細を述べる．

⑫既往歴・合併症・家族歴

1）頸部外傷の既往

頸部傷害の既往を尋ねる．頸部傷害の既往があれば，その傷害が今回発症した TCS に対する鍼灸治療効果に影響する可能性があることも考慮する．筆者（形井）の症例集積155例中21例（13.5％）に交通事故の既往歴があった（p117参照）．

過去の外傷の発生年月日，発生状況，受けた治療，入院した経験があれば退院時の状態，入院がない場合は治療が終了したときの状態，後遺症があればその程度，事故後の身体の状態，などを確認する．

2）既往症（その他の既往症）

交通事故や頸部傷害の既往以外の既往症についても確認しておく．消化器症状や耳鼻咽喉科，あるいは心療内科に関係する疾患などは，事故後の自律神経症状を検討するうえでも関連性が高い．また，リウマチその他の関節に症状が出現しやすい病歴も注意して聞いておかなければならない．

3）合併症

合併症の有無も症状の改善に影響するので問診しておく必要がある．特に，背腰部や上下肢の運動器系の傷害や消化器系の問題などの合併は確認しておく．

4）家族歴

交通事故などの外傷はもちろん遺伝性ではないが，先にあげたリウマチなどの膠原病に属する疾患が家族にある場合は，治療に影響を与える要素であるので，特徴的な家族歴については把握しておく必要がある．

5）その他の事項

・併用薬物：

整形外科を受診して処方された薬物について記録しておく．薬から，整形外科医が病態をどのように考えているか推察することもできる．

・他院での治療：

整形外科以外で治療を行っているか否かを患者に尋ねる．接骨院や，時には整体[※]へ通っているということもありうる．同一部位の損傷に対する治療が複数行われ，その内容を互いに知らなければ，治療の度合いをどの程度にするかの調整がうまくいかない

[※] 整体とは民間療法，代替医療であり，全身の骨格の矯正をうたう手技療法を指すことが多い．手技を用いて体全体の筋肉をほぐしたり，体のバランスを整えていくことによって，リラクゼーション効果もあわせて症状の緩和を図るものである．あん摩，マッサージ，指圧は日本の国家資格であるが，これら整体は，中国推拿，カイロプラクティック，オステオパシーなど，海外では認められたものであるが，日本では無資であるものやどこの国にも資格制度がない手技である．

ことも起こりうる.

⑬保険による補償について

わが国では車などの所有者に自賠責保険（自動車損害賠償責任保険，1955 年より）の加入が義務づけられているが，任意保険の加入はその名のとおり任意である．そのため，2016 年度における任意保険の加入率は，対人賠償，対物賠償でそれぞれ 74.1%，74.2%であり，2009 年の 72.8%から微増はしているが，まだ日本の車の 3 台に 1 台くらいは任意保険には加入していないという現状である[12].

任意保険の補償対象治療としては，鍼灸治療費の補償は以前は認めてもらえないこともあったが，柔道整復と同様に現在は認められることが多い．また，保険対象となるには整形外科医が鍼灸治療の適応を認めること（同意書を書いてもらうこと）が必要であるが，現在は患者が希望すれば承諾されることが多くなっているようである.

賠償保険適応となるということは，それだけ鍼灸治療による改善が期待されるということであり，鍼灸治療効果を的確にあげることが求められる.

⑭カルテの記録

カルテの記録など，正確な患者情報を保管する必要性が発生することも認識する必要がある．賠償保険や療養費払いに関係する記録が重要であることはもちろんであるが，患者が保険会社や事故の相手方と裁判を起こした場合，裁判所からの要請により，カルテの提出を求められることもある．その場合は，カルテをそのまま提出しなければならない.

カルテなど患者の情報の記録を詳細に残しておくことは，患者に責任を負う立場として必要なことである.

（形井　秀一）

文　献

1）日本医師会編，花岡一雄監修：疼痛コントロールの ABC. 医学書院，1998，pS35.

2）日本医師会編，花岡一雄監修：疼痛コントロールの ABC. pS312-3.

3）横田敏勝：臨床医のための痛みのメカニズム. 南江堂，2001，p16.

4）S.M.フォアマン，A.C.クロフト著，竹谷内宏明監訳：ムチ打症の診断　頸部加速／減速症候群. エンタプライズ，1989，p278.

5）川上　守：外傷性頸部症候群のケベック分類からみた治療指針の樹立. 臨床整形外科，42(10)：979，2007.

6）Jackson P：The cerrical syndrome. 1996.

7）創医会学術部編：漢方用語大辞典. 第 11 版，燎原，2005.

8）金久卓也，深町　健：コーネル・メディカル・インデックス　その解説と資料. 日本版改訂版，三京房，1983，p11 29.

9）大野　裕：「うつ」を治す. PHP 研究所，2000.

10）土屋弘吉，土屋恒篤，田口　怜：いわゆるむち打ち損傷の症状. 臨床整形外科，3(4)：278-87，1968.

11）S.M.フォアマン，A.C.クロフト著，竹谷内宏明監訳：ムチ打症の診断　頸部加速／減速症候群. p76.

12）損害保険料率算出機構：2016 年度　自動車保険の概況. 2017，p137.

V TCSの鍼灸治療のための触診

　TCSの原因は頸部の外傷であるため，通常，頸部の外傷部への鍼灸や手技の治療が行われる．しかし，TCSの初期は頸部の炎症が強く，首の患部への直接的な刺激はかえって症状を悪化させることがある．つまり，炎症部への鍼灸や手技の刺激が腫脹や炎症を助長することがある．また，通常の整形外科的な治療を数か月行ったTCS患者でも，頸部に炎症等の病象が残存している場合などは，頸部に触れられることを嫌うこともある．傷害部位に触れられることに神経質になっているだけでなく，外観上は分からないが，治りのよくない微細な外傷が局部に残存しているためであることも考えられる．その場合には慎重な触診が求められる．炎症の有無は，皮膚温が周囲より高かったり，腫脹を感じたりすることで分かることであるが，炎症がある場合の治療法をどのようにするかは，検討材料の一つである．

　診断機器により撮影した画像や血液検査の数値などを踏まえた現代医学的な診察は鍼灸分野では行っていないが，理学的検査の実施や鍼灸学の立場での触診を行い，必要な生体情報を得ることは，治療をスムーズに進めるために重要である．

　そこで，本章では主に頸肩部の触診について述べる．

触診の対象組織

　体表の触診の際の主な触診対象組織は，皮膚，皮下結合組織，筋，靱帯，骨である．また，おおよそ，それらの順で浅部～深部への触診となる．深さの違いにより触診する組織が異なり，その感覚も異なるので，深さに応じた触診を進めていく必要がある．だが，触診上では通常，皮膚と皮下結合組織は一体のものと感じていることが多いであろう．

　前述のとおり，外傷の主体が「筋」であるとする考え方から，皮膚や皮下組織の傷害はあまり問題にならないかもしれない．しかし，たとえば，事故後まだ筋が炎症を起こしていて腫脹している時には，筋より浅部にある皮膚や皮下結合組織も腫れていることが触診すると分かる．したがって，その場合，触診はまず皮膚に軽く触れることから始めることになる．筋を触診するような強い圧を掛けると，痛みを誘発するからである．

①皮膚

　皮膚に軽く触れて，痛みや知覚鈍麻，感覚異常などを確認する．また，皮膚温の差のある部を確認する．皮膚温は，炎症で高くなっている場合と逆に末梢の血液循環がよくないために低くなっている場合がある．また，局所的に，じとっとした発汗（これは，視覚では確認できない程度の微少な発汗で，触診すると湿潤と皮膚温低下を感じる）がある場合もある．あるいは，皮膚の肌理の様子，ざらつきなども確認する．正常な状態と異常な状態は以下のような差がみられる．

- ・正常に近い皮膚ほど，適度の血流のある肌色，つや，一定の潤い，滑らかさ，などがある．
- ・異常を表現する皮膚ほど，茶色っぽさ・黒っぽさ・白っぽさがめだち，かさつき，ざらつき，湿っている状態，などがある．

　外傷部には，事故後の早い時期は炎症があることが多く，慢性化すると末梢の血液循

表 V-1　視診・触診対象となる体表の反応

視診により捉えられるもの
・骨格の変形，軟部組織の膨隆または陥凹，発赤，青白さ，黒い変色，静脈の怒張，チアノーゼ，内出血など．
・視診で判断できるこれらの反応は，毫毛腠理や皮膚，せいぜい皮下の問題であり，主に皮膚表面に出ている反応である．

触診により捉えられるもの
・乾燥，熱感，ざらつき，発汗，湿潤，冷え，緊張，腫脹，硬結，膨隆，むくみ，力なさ，陥凹，陥下，そして，圧痛，など．
・触診で捉えられるこれらの反応は，皮膚～筋までの層にみられるもので，鍼灸学的な理論を重視する場合は虚実に分けて考えるが，ここでは反応の種類を述べるに留める．類書を参照のこと．

環が悪い状態が出現しやすく，皮膚温が低下する場合が多い．

②皮下結合組織

　皮下結合組織は，皮膚と筋や骨の間を埋めている．この組織も，外傷を受けた筋に炎症性の傷害がある時に腫脹や緊張がみられるので，慎重に触診すべきである．いくつかの筋にまたがって，その浅部に腫脹が存在することがあるが，鍼灸治療後その腫脹が引いたり，腫れの厚みが薄くなったり，あるいは圧痛が軽減した結果，筋が触診しやすくなることに気づくであろう．

③筋

　筋に対する触診では，頭頸肩背胸部の筋の状態をみることになる．①前頸部，②側頸部，③後頸部，④肩部，⑤前胸部，⑥肩甲間部，⑦肩甲部，⑧三角筋部，⑨上肢部，⑩頭部，⑪顔面部，のそれぞれで，筋の腫脹，緊張，硬結，萎縮，などを確認する．
　もし，外来臨床の流れの都合で，初診時にすべての部を触診することができない場合は，当初は患者が訴える愁訴の領域（部）およびその部と関連する領域に絞り込んで触診し，記録しておき，その後の診療の際に，必要に応じて残りの筋の触診も加えていく．

④視診・触診対象となる体表の反応（所見）

　鍼灸治療の際に視診や触診で把握する反応はさまざまであるが，それらの現象を**表V -1**に示す．

前頸部の触診

　追突された場合，追突により生体に最初に与えられる衝撃によって，頸に突然の過伸展が惹起される．真後ろからの追突時に正面を向いている場合には，前頸部の胸鎖乳突筋と斜角筋への傷害，頸椎の靱帯や椎間板の傷害，神経根への直接の外傷などが起こるとされる．このことは動物実験で確認され，また，ヒトにおいても同様の損傷が確認されている[1]（第Ⅱ章「1. 交通事故による TCS の受傷機転」，p 19 参照）．

①触診の際の術者の位置と手の使い方

　頸部～肩部～背部，あるいは胸部の筋の触診の際の術者の姿勢と手の使い方は，いく

つかの方法がある．
　以下，患者の姿勢の違いに応じて説明する．
1) 坐位での触診
　術者は座っている患者の後ろに位置し，患者の肩より少し高い位置から両手の3指で患者の頸（図V-1）や肩前面（図V-2），鎖骨下の大胸筋や小胸筋の触診を行う（図V-3）．
　また，母指で後側の筋の触診を行う（図V-4）．もし，3指で後側の筋の触診をしたい時は，真後ろから前に向かっての筋の触診をする（図V-5）か，または，触診する手と反対側の患者の外側に位置して，触診する（図V-6）．

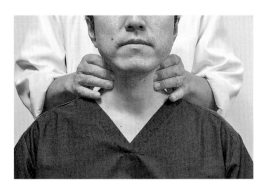

図V-1　坐位での頸部の触診

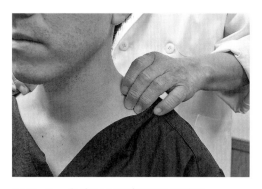

図V-2　坐位での肩部前面の触診

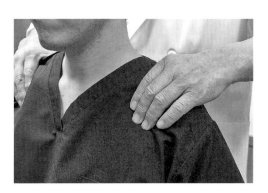

図V-3　坐位での鎖骨下の大胸筋や小胸筋の触診

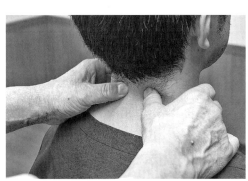
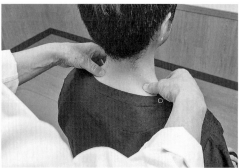

図V-4　坐位での後側の筋の触診

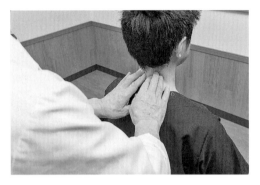

図V-5　坐位での3指による後側の筋の触診

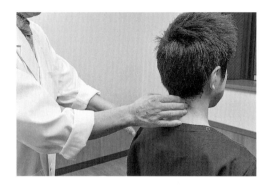

図V-6　触診する手の反対側からの触診

2）仰臥位での触診

　術者は仰臥位の患者の頭側に立ち（図V-7），両手を患者の前に回し，前腕を回内して3指で前頸部の触診するか（図V-8），3指で患者の頸の外側や後側を触診する（図V-9）．また，僧帽筋などの筋を母指と3指で把握するように触診する（図V-10）．

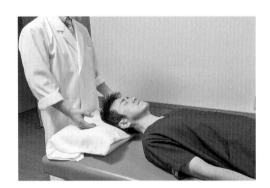

図V-7　仰臥位での触診の基本位置

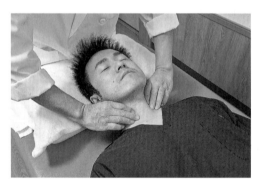

図V-8　仰臥位での3指による前頸部の触診

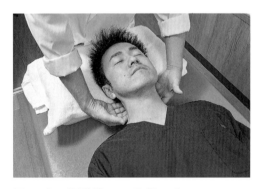

図V-9　仰臥位での3指による頸部外側・後側の触診

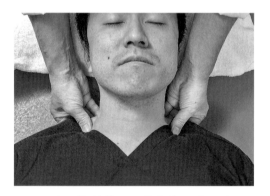

図V-10　仰臥位での母指と3指による僧帽筋などの触診

3）腹臥位での触診

　術者は腹臥位の患者の頭側に立ち（図V-11），両手を頸の後側に置き，後頸部（図V-12），項部（図V-13）や側頸部（図V-14）の触診をする．また，母指を使ったり（図V-15），母指と3指での把握法（図V-16）も行える．あるいは，患者の側部に立ち（図V-17），母指，3指，4指で，または，把握などの方法で，頭（図V-18），頸（図V-19），肩（図V-20），あるいは上背部を触診する．

V. TCSの鍼灸治療のための触診 ● 45

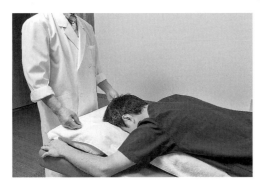

図V-11　腹臥位での触診の基本位置

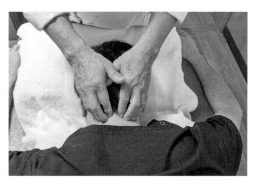

図V-12　腹臥位での後頸部の触診

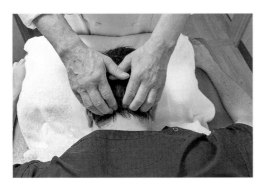

図V-13　腹臥位での項部の触診

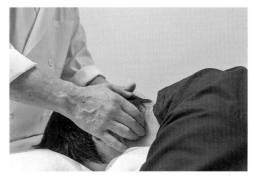

図V-14　腹臥位での側頸部の触診

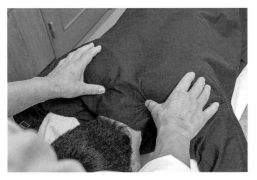

図V-15　腹臥位での母指を使った触診

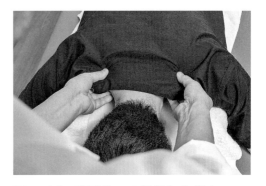

図V-16　腹臥位での母指と3指を使った触診

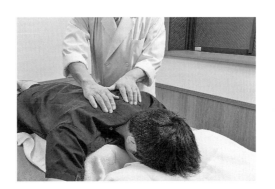

図V-17　腹臥位での側部からの触診

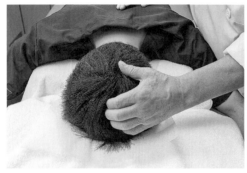
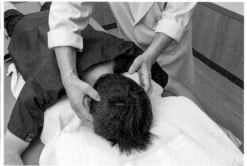

図V-18　側部からの頭部の触診

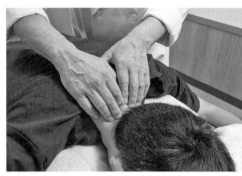
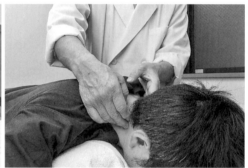

図V-19　側部からの頸部の触診

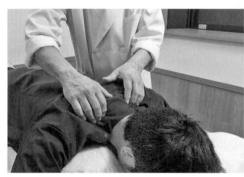
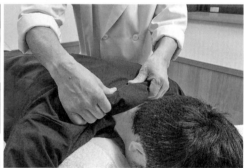

図V-20　側部からの肩部の触診

②触診の際の指の使い方

a) 3指（または4指）で，さするように，押さえるように，皮膚，結合組織，筋肉の状態を探る方法
  1. 皮膚面を滑るように指腹を移動させ，膨隆や皮膚の状態等の全体の形状を把握する（広い面全体を診る場合に適している）（図V-21）．
  2. 指腹を皮膚に密着させて，皮下の結合組織や筋の状態を把握する．（圧の強さの程度で，対象となる組織が異なる）（図V-22）
b) 母指と3指で軟らかくつまみながら筋中の反応を探る方法（図V-23）
c) 母指と次指でつまむようにして診る方法（図V-24）
d) 母指で圧を掛けたり，揉むようにしてみる方法（図V-4, 25）

V．TCS の鍼灸治療のための触診　47

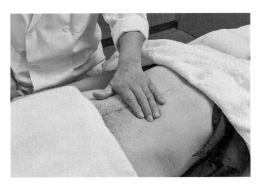

図V-21　全体の形状の把握法

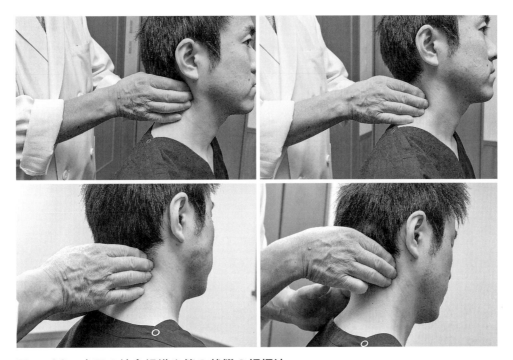

図V-22　皮下の結合組織や筋の状態の把握法

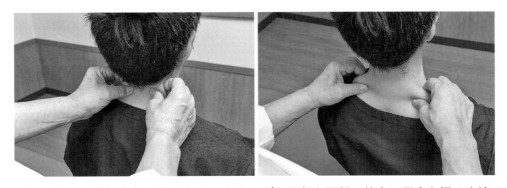

図V-23　母指と3指で軟らかくつまみながら頸部と肩部の筋中の反応を探る方法

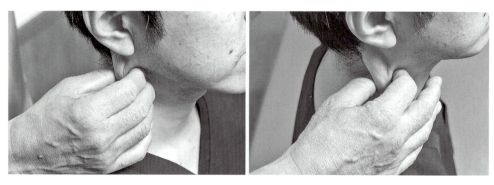

図V-24　母指と次指でつまむようにして診る方法

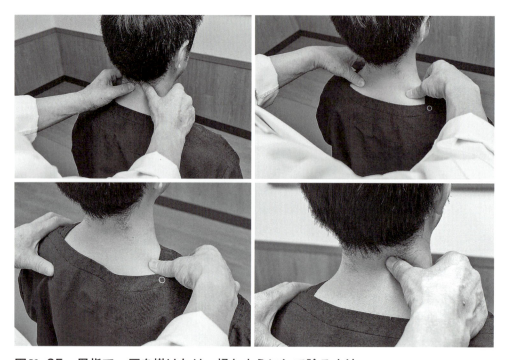

図V-25　母指で，圧を掛けたり，揉むようにして診る方法

前頸部の筋やその他の組織に対する触診

本項では，具体的に前頸部の筋の触診について述べる．

①胸鎖乳突筋（stenocleidomastoid；SCM）（図V-26）

胸鎖乳突筋は前頸部の大きな筋で，浅い部で触れられ，首の前後・左右の動きに関係する．

坐位での本筋の緊張状態が分かりやすいのは前項「1）坐位での触診」による方法である．また，胸鎖乳突筋の触診は，前項「②触診の際の指の使い方」のa）〜c）を状況に応じて使い分ける(※)．

左右の胸鎖乳突筋の太さの違い，腫脹，筋の中に触れる堅い筋繊維，硬結（胸鎖乳突筋中の硬結は比較的軟らかい）などの触診を行う〔3指の触診（図V-1），母指と3指の触診（図V-24左），母指と次指の触診（図V-24右）〕．

急性期に筋が腫脹している（腫れている）ことも，この筋をつまむ触診（図V-1，24）で実感できる．

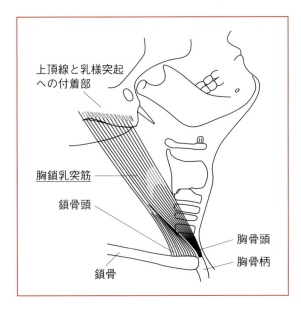

図V-26　胸鎖乳突筋
(小室正人，ほか著：やさしい解剖学．医歯薬出版，p 61 より改変)

1) 胸鎖乳突筋と経脈（図V-28）

胸鎖乳突筋は，胸骨（胸骨柄前面）および鎖骨（内側1/3の部分）に起始し，乳様突起外側と上項線（の外側半分）に停止する筋である．この胸鎖乳突筋上に位置する経脈は，胸鎖乳突筋をおおまかに上・中・下1/3に分割すると，下記のように，複数の経脈が位置している（よぎったり，走行したりしている）．このことを頭に入れておくと，触診上の反応部位で遠隔治療部を決める際に役立つ．（　）は少しかかる程度を意味する．

- 上部に位置する経脈…三焦経，胆経
- 中部に位置する経脈…小腸経，大腸経，（胃経）
- 下部に位置する経脈…（大腸経），胃経

2) 触診上の注意

胸鎖乳突筋は，前頸部ではもっとも浅い位置にある大きな筋であるので触診しやすいが，触診の際，気をつけなければならないことは，左右の胸鎖乳突筋の間にある気管を圧迫しないことである．胸鎖乳突筋の両胸骨頭の胸骨付着部間の幅は1〜2 cm（気管は幅が7〜8 cmあることも認識しておく）であることを念頭に置いておく．気管を圧迫すると患者が咳き込んだり，不快な痛みを感じたりするので，避けなければならない．

これは，甲状腺を触診する際にも同様のことがいえる．

※ 通常，腹部や背部など広い面積の部を触診する場合は，手掌全体を触診面に密着させるように手を使う（図V-21，27）が，頸部は細い筋や小さな組織を触診しなければならないので，手掌は密着させずに，指腹や指先で診ることが多くなる（図V-22〜25）．しかしその場合も，指でかける圧が組織の反応に適切に当たり，指先が対象組織の状態を的確に把握できるように，皮膚に接触した指先の角度とかける圧を適切にし，手指の関節，手首の関節，肘の関節，肩関節の動きがスムーズに無理ない形となるように，関係する筋の動きを練習しておく必要がある．

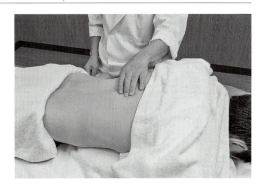

図V-27　手掌全体を使った背部の触診

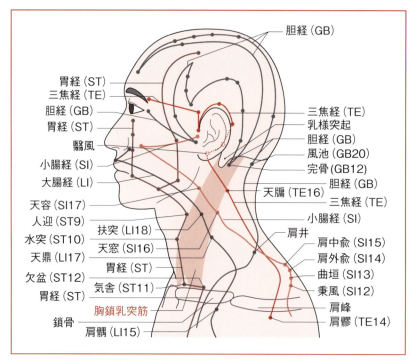

図V-28 胸鎖乳突筋と経脈

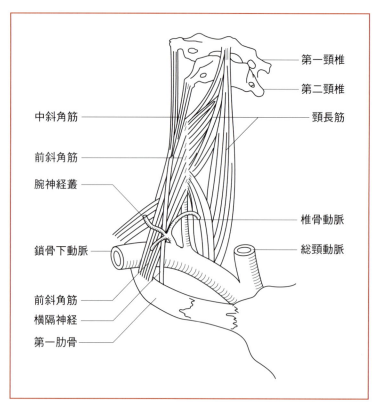

図V-29 斜角筋
(小室正人，ほか著：やさしい解剖学．医歯薬出版，p64 より改変)

②斜角筋（scaleni/scalenes）（図V-29）

斜角筋は胸鎖乳突筋の深部や後部にあり，前頸部～側頸部に位置する．第Ⅱ章「3.

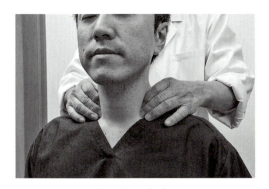 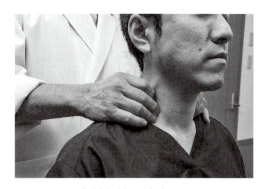

図Ⅴ-30　前斜角筋の触診　　　　　　　　図Ⅴ-31　中斜角筋の触診

　TCSにより損傷を受けやすい頸部の筋肉」（p22）で述べたように，斜角筋は頸部の筋のうち，TCSでもっとも損傷を受けやすいと報告される筋の一つである．しかし，斜角筋はTCSのみならず，胸郭を引き上げたり，逆説呼吸[2]をすることなどによっても緊張することが多い．

　筆者（形井）は，胸鎖乳突筋を触れる時と同じ姿勢（患者が座位時は後側，患者が仰臥位時は頭側）〔p42，「①触診の際の術者の位置と手の使い方」の1）か2）〕をとり，主にp46「a）の2．」の方法のように3指（または4指）で触診を行う．

　斜角筋が緊張した場合，触診上の感覚は，斜角筋本来の軟らかい（時に平たく薄い）感じがなくなって，太さや厚さ，堅さなどの感じが強くなり，細いスジ状にも感じる．

　また，斜角筋は腕神経叢や腋窩動脈が走行する下部に目がいきがちであるが，実際の緊張は胸骨・鎖骨から頸部中央の横突起付着部まで筋全体にあるので，筋の緊張部を触診で確認しておくことが大切である（技：以下，技術の修練が必要なものに本マークを記す）．

1）前斜角筋（Scalenus anterior）

　前斜角筋は，胸鎖乳突筋の鎖骨頭の後側（あるいは深部）にあるので，前斜角筋下部の触診の際は，胸鎖乳突筋の鎖骨頭の後縁の深部やすぐ後ろを探ることになる（起始：第三〜第六頸椎横突起の前結節，停止：第1肋骨上内縁）（図Ⅴ-30）．

　モーリーテスト（コラム「TCSに関する検査法」参照）の際は，胸鎖乳突筋の鎖骨頭の下部後縁の深部か，すぐ後ろに位置するこの前斜角筋を，中斜角筋に向けて押さえるような指使いとなる．前斜角筋と中斜角筋の間を通る腕神経叢や腋窩動脈を圧迫することが目的である．

　ただし，触診が上達すると，前斜角筋や中斜角筋のかたさの度合いで，モーリーテストが陽性か否かの判断できるようになる．そのため，モーリーテストを無理に実施しなくても，患者の訴える上肢症状のつらさの原因が触診により理解されることになる．

2）中斜角筋（scalenus midius）

　中斜角筋は，前斜角筋のすぐ後側にあり（起始：第二〜第七頸椎の横突起の後結節，停止：第一肋骨の上外縁），停止する第一肋骨上でも，前斜角筋の後の位置にある．触診する際は，前斜角筋を確認してからその後ろ側に指をずらすようにして中斜角筋を触診すると分かりやすい（図Ⅴ-31）．

3）後斜角筋（scalenus posterior）

　後斜角筋は，中斜角筋のさらに後ろ，ちょうど側頸部中央あたりから若干後側にある（起始：第四〜第六頸椎の横突起の後結節，停止：第二肋骨の外側面）．後斜角筋の停止

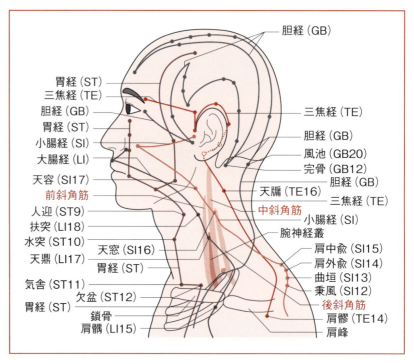

図Ⅴ-32　斜角筋と経脈

は第二肋骨なので，僧帽筋の下に入り込みそうな位置にある筋であることを念頭に置いておく．

4）斜角筋と経脈（図Ⅴ-32）

斜角筋を走行する経脈は以下のとおりである．（　）は少しかかる程度を意味する．

- 前斜角筋は，（三焦経），小腸経，大腸経，胃経
- 中斜角筋は，三焦経，小腸経，大腸経，（胃経）
- 後斜角筋は，小腸経，大腸経

5）触診上の注意

斜角筋はTCS後の患者の愁訴部ではかたく緊張していることが多いので，触診の際に強い圧をかけ過ぎないように気をつけ，軽く触れても緊張が分かるように意識して触診する（特に，肋骨付着部に近い部では，慎重な触診を心がける必要がある）．

また，前斜角筋と中斜角筋の間を鎖骨下動脈と腕神経叢が通り，上肢へ行っていることも念頭に置いておくべきである．圧のかけ方によってはモーリーテストと同じ状況なってしまい，触診中にモーリーテストが陽性である時と同じ上肢神経症状（上肢へ放散するしびれ感，痛みなど）を再現させることも起こり，患者に無用な不快感を与えることになる．もちろん，斜角筋が緊張しているか否かの確認を正確にするために，あえて上肢症状を再現させる方法もあるが，患者には不快な方法であることを認識しておく必要がある．また，斜角筋を触診する際には，肩や上腕，あるいは，前腕方向に放散するしびれ感や不快感が出ることがあることを患者には事前に話しておくことも必要であろう．

施術者は，触診上軽い圧で感じる筋緊張の程度とモーリーテストを行ったときに陽性となる可能性の度合いを経験的に判断できるようにしておくことは臨床上有益である（技）．

コラム

TCSに関する検査法

　TCSに関連して実施する鍼灸ベッドサイドのテストには，ライトテスト，アレンテスト，アドソンテスト，モーリーテスト，上肢の3分間挙上テスト（ルーステスト），エデンテストなどがある．

①モーリーテスト（Morley test）

　モーリーテストは，胸郭出口症候群の一つである斜角筋症候群の検査法である．前斜角筋と中斜角筋の間を通って上肢へ行く腕神経叢や鎖骨下動脈（腋窩動脈）を前斜角筋の上から中斜角筋に向けて圧迫して（コラム図），上肢症状が再現すれば陽性とする．斜角筋症候群の検査法は他にアドソンテストがある．

②アドソンテスト（Adson test）

　アドソンテストは，胸郭出口症候群の一つの斜角筋症候群の検査である．

　検査方法は，最初に，椅子坐位の状態で，被検者に上肢を両大腿部の上に乗せて力を抜かせ，両手の平を上に向けさせ（**写真1**），検者は橈骨動脈（手首）の脈拍を確認する（**写真2**）．次に，被検者に，症状のある側に頭部を限界まで回旋させたうえで，痛みのない範囲で斜め上方を向いてもらい，深呼吸をして呼吸を止めさせ，10秒間くらい脈を診る（**写真3**）．この間に脈拍が弱まったり，停止した場合や，手のしびれや冷感が強まった場合には陽性とする．次に，反対側の検査も行う．

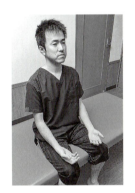
写真1

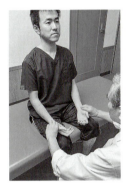
写真2

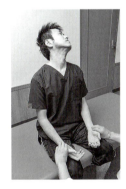
写真3

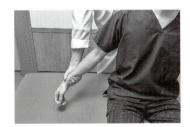
写真4

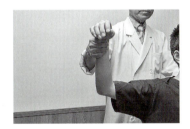
写真5

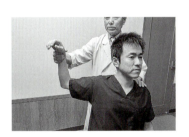
写真6

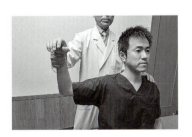
写真7

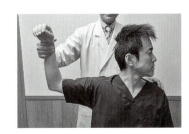
写真8

③エデンテスト（Eden test）

椅子に座った姿勢で胸を張るように両手を後ろに伸ばす．検者は被検者の後ろに位置して，両手で被検者の橈骨動脈の拍動を確認する．その姿勢から両腕を後下方に引きながら拍動を確認し，拍動が減弱または消失する場合は肋鎖症候群を疑う．

④3分間挙上テスト（ルーステスト）

3分間挙上テストは，肩関節を90度屈曲し，肘関節を90度屈曲（ライト・テストの姿勢）させて，両手指の屈伸を3分間行わせる検査法である．手指のしびれや前腕のだるさが出現し，持続ができない場合は陽性とする．肋鎖間隙で腕神経叢や腋窩動脈が圧迫されることによる．

⑤ライトテスト（Wright's test）

ライトテストは，胸郭出口症候群[※1]の一つである小胸筋症候群[※2]（過外転症候群）の誘発テストである．小胸筋症候群は小胸筋が過緊張したことにより，その下を通る上肢へ走行する神経や血管が圧迫されて起こる．

ライトテストは次のアレンテストと同様，まず検査側の上肢を挙上しない段階で橈骨動脈の拍動を確認し（**写真4**），次に上肢を外転90度，前腕を外旋90度，肘を90度曲げた状態で，橈骨動脈の脈拍を再度確認する（**写真5**）．そして，上肢を後側に引いて（**写真6**）小胸筋を過伸展させる．橈骨動脈の拍動が

[※1] **胸郭出口症候群**（Thoracic outlet syndrome）：腕神経叢と鎖骨下動脈および鎖骨下静脈が，胸郭出口付近で，①頸肋，②斜角筋（前斜角筋と中斜角筋），③鎖骨と第一肋骨，④小胸筋，などに圧迫・牽引されることで起きる症候群の総称である（**図**）．

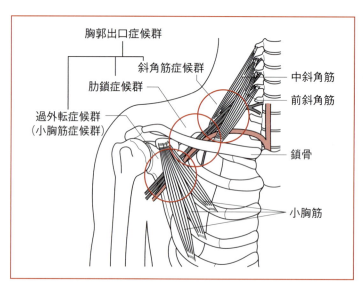

①頸肋症候群
②斜角筋症候群
③肋鎖症候群[※3]
④小胸筋症候群（過外転症候群）

これらの症候群の際に見られる臨床症状は，首肩こり，腕から手にかけてのしびれ，だるさ，時に痛みの不快感などである．

[※2] **小胸筋症候群**：胸郭出口症候群の一種．過外転症候群とも呼ばれる．小胸筋が過緊張したことにより，その下を通る上肢へ走行する神経や血管が圧迫されて起こる．小胸筋は，肋骨前面（第三〜第五肋骨前面）を起始とし，上外方に集まりながら，肩甲骨の烏口突起に停止する．肩甲骨を引き上げるか，肋骨（第三〜第五）を引き上げるように作用する．

[※3] **肋鎖症候群**：鎖骨と第一肋骨の間を通る神経や血管が圧迫されて起こる症候をいう．鎖骨の骨折で，骨折した部分が変形したまま癒合した場合に多くみられる．また，妊娠後期の女性は，肩を後ろにひいた姿勢をとることが多いため，この症状がみられることがある．

消失し，上肢症状が再現された場合にはライトテスト陽性．上肢症状が減弱しただけの場合には疑陽性とする．小胸筋の過緊張が考えられる．

⑥アレンテスト（Allen test）

アレンテストは，小胸筋症候群（過外転症候群）の誘発テストである．ライトテストと同様に上肢の橈骨動脈の拍動を確認（写真4）してから，上肢を外転90°にして，肘を90°屈曲し，橈骨動脈の拍動を確認（**写真7**）から，検査する上肢と反対方向に頸を回旋させる（**写真8**）．

橈骨動脈の脈拍が消失するか，同上肢の症状が強くなった場合を陽性とし，この場合は斜角筋群による鎖骨下動脈の圧迫が示唆される．また，脈の減弱のみの場合は疑陽性とする．

---

③その他の筋群

前頸部には，胸鎖乳突筋と斜角筋以外に，浅部に広頸筋があり，深部に舌骨に付着する筋として甲状舌骨筋，胸骨舌骨筋，肩甲舌骨筋，茎突舌骨筋，顎舌骨筋，顎二腹筋（舌骨に間接付着）などがある．それらは，舌骨との位置関係で，舌骨上筋群（顎二腹筋，顎舌骨筋，茎突舌骨筋）と舌骨下筋群（肩甲舌骨筋，胸骨舌骨筋，胸骨甲状筋，甲状舌骨筋）に分けられる（**図V-33**）．

顎二腹筋，茎突舌骨筋，肩甲舌骨筋，胸骨舌骨筋などは触診ができるが，他の筋は触診しづらいことが多い．胸鎖乳突筋や斜角筋と同様に，触診を行う〔p 46，「②触診の際の指の使い方」のa）の2．もしくはc）を参照〕．

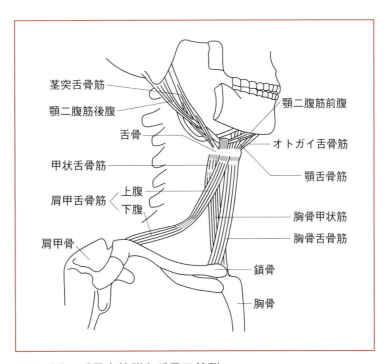

図V-33　舌骨上筋群と舌骨下筋群
（小室正人，ほか著：やさしい解剖学．医歯薬出版，p 62より改変）

④前縦靱帯（図V-34）

前縦靱帯の損傷は，交通事故後の報告に少なくない．しかし，触診上前縦靱帯に関連した反応を把握する方法を明確にしているものはみられない．頸部の動きに関係した患者の痛み感覚で推察することになろう．

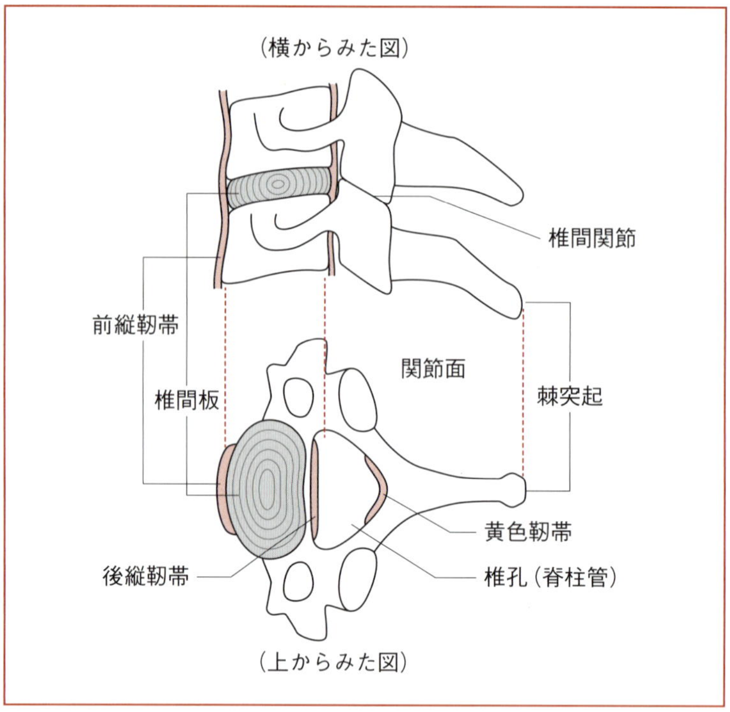

図Ⅴ-34　前縦靭帯・後縦靭帯

側頸部の触診

　　TCS の際，車の座席に正面を向いた姿勢で座っている際に真後ろから追突された場合，側頸部の筋に対する衝撃は前頸部や後頸部の筋群に比べたらあまり大きくない．

　　しかし，正面を向いた車内姿勢の時に真後ろから追突されるという状況のみで TCS の傷害が発症するわけではない．運転者が助手席の同乗者と話しながら横を向いていたり，信号機や対向車線の車の動きを確認するために，斜め方向に顔を向けたりしている時に真後ろから追突された場合，側頸部に傷害を起こしやすい．

　　また，乗車中，正面を向いている時に，真後からではなく，斜め後ろから追突されるケースも少なくないであろう．もちろん，正面を向いている時に側面から衝突されることも起こりうる．そのような際に与えられる衝撃は，頸部の前後にある筋よりも側部にある筋に対してのほうが大きくなる（第Ⅱ章「1．交通事故による TCS の受傷機転」，p 19 参照）．

　　このような指摘は，TCS 関連の書籍ではあまりみられないが，筋を対象として，細かな触診をして，その治療をしようとする場合には重要な点である．

側頸部の筋やその他の組織に対する触診

　　側頸部にあって，TCS の慢性症状ともっとも関係が深い筋は，肩甲挙筋や頭最長筋である．

①肩甲挙筋（levator scapulae）（図Ⅴ-35）

　　第一〜第四頸椎の横突起に起始し，肩甲骨の上角に停止する筋で，肩甲骨を引き上げることが主たる作用である．肩甲挙筋は肩甲骨を引き上げる僧帽筋とともに働き，また，菱形筋の働きを補助する役割もある．したがって，肩こり感を呈する筋の主体は一

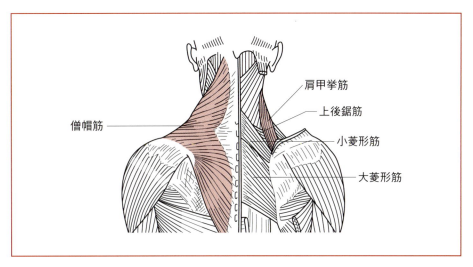

図Ⅴ-35　肩甲挙筋と僧帽筋
（小室正人，ほか著：やさしい解剖学．医歯薬出版，p 55.）

般的には僧帽筋とされやすいが，加えて肩甲挙筋が関係していることも多く，肩甲挙筋を触診で確認し，その緊張を改善させることが必要な場合も少なくないことを念頭に置いておく．特に，僧帽筋（図Ⅴ-35）の緊張が緩んでも，患者がなかなか肩こり感の改善を感じにくい時に，この肩甲挙筋（あるいは菱形筋）が肩部で緊張していることが多い．

　TCSの治療の際に，肩甲挙筋は必ず触診と治療の対象としておくべきである．

●頸部の肩甲挙筋

　頸椎の1～4番の横突起の外側に起始しているので，TCSでは横突起部に傷害が出現しやすい．TCSの患者を触診すると，頸椎横突起にかたい硬結がある時もあるが，あまりかたくなく柔らかな腫脹や硬結を触れることが多い．しかし，その反応は軟らかくても，圧痛があると患者は訴えるので，触診は慎重に行う（：横突起上の軟らかい反応）．

1）肩甲挙筋と経脈

　肩甲挙筋は頸椎1～4の横突起と肩甲骨上角を結ぶので，同筋上を走行する経脈は，三焦経と小腸経，胆経である（**図Ⅴ-36**）．

・関連する経脈：三焦経，小腸経，胆経

2）坐位での触診

a）頸部の肩甲挙筋

　術者は，坐位の患者の真後ろに位置し，胸鎖乳突筋や斜角筋の触診の際と同様に，3指で（第一頸椎〜第四頸椎レベルの）頸部の外側から頸部の中心に向かって軽く圧を掛けて，筋の付着部の腫脹や硬結を診る（**図Ⅴ-37**）．

　肩甲挙筋の頸椎横突起1～4の付着部は，胸鎖乳突筋の深部や後部にある．下顎角と乳様突起の間では胸鎖乳突筋越しに圧をかけて，頸椎横突起を確認する．分かりにくい時は，筋を横に切るように前後に按じてみると分かりやすくなる（図Ⅴ-22）．下顎より下部になると胸鎖乳突筋の後側に横突起を触れることになるので，圧痛が出現しないように，ていねいに按ずる必要がある．

・触診上の注意

　頸椎横突起上の肩甲挙筋付着部にある硬結を触診する場合は，強い圧をかけすぎないように心がける．一般に骨の上にある硬結は，不用意な圧をかけると，（深部に硬い組

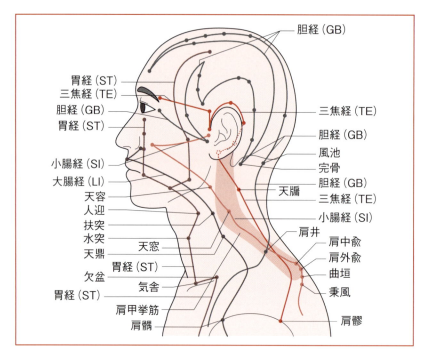

図Ⅴ-36　肩甲挙筋と経脈

織がない部位に比べ）骨に押しつけるようになるため，痛みを発生しやすい．前後に触診する際も，かたさや硬結，浮腫んだ硬結の形が判断できるように指を動かし，その反応に圧をかけたときに痛みを感じはじめる圧の強さの感覚が分かる必要がある（技）．

b）肩部の肩甲挙筋

肩部で肩甲挙筋を確認する場合には，同筋が僧帽筋の深部にあるので，僧帽筋より深い部を探れる圧をかけ，3指または母指を肩甲挙筋の走行に対して垂直方向（僧帽筋の長軸方向）に動かして，肩甲挙筋の緊張や腫脹を確認する（図Ⅴ-25下左, **38**）．その際，頭のなかでは，僧帽筋と肩甲挙筋を違う筋として認識しながら，触診できるように感覚を訓練する（技）．

僧帽筋の緊張が強すぎるときは，肩部深部の肩甲挙筋は無理に触診しようとせずに，頸部で触診する．あるいは，治療で僧帽筋を緩めて，肩甲挙筋のかたさを確認できるようになってから触診する．また，肩甲挙筋の緊張は最初大きかったり，堅かったりしていても，治療が進むにつれて軟らかく，小さくなるので，そのように変化していくことを目標に治療を続ける．

3）仰臥位での肩甲挙筋の触診

仰臥位の患者を診る場合（p 59）は，患者の頭側に位置し，手掌の力を抜いて，3指でまず肩甲骨を確認し，次に肩甲骨内角の肩甲挙筋付着部から手前（肩〜頸部）に向かって，僧帽筋の下を走行する肩甲挙筋の緊張を確認する（**図Ⅴ-39**）．また，3指または母指で頸骨横突起の1〜4番に付着する肩甲挙筋の付着部の硬結や圧痛を診る（**図Ⅴ-40**）．圧痛を診る場合は，無理な圧がかからないように軽めの圧から徐々に圧を大きくして，反応を確認する．母指の時は，特に思わぬ圧がかかることがあるので気をつける．

4）腹臥位での肩甲挙筋の触診

腹臥位で肩甲挙筋の頸部を触診する時（p 45）は，坐位から腹臥位となったイメージで，頭側に立って3指で触診する（図Ⅴ-14）か，あるいは図Ⅴ-19右のように患者の

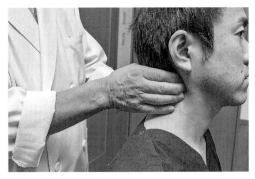
図V-37 坐位での頸部の肩甲挙筋の触診
（写真は再掲）

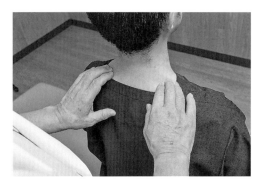
図V-38 坐位での肩部の肩甲挙筋の触診

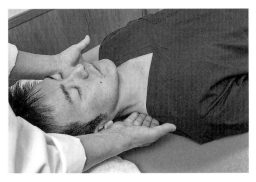
図V-39 仰臥位での肩甲挙筋の触診
（写真は再掲）

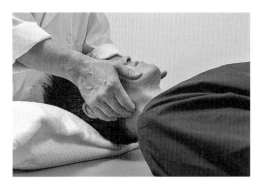
図V-40 肩甲挙筋の付着部の触診

外側から3指で触診する．また，頸部下部から肩部の触診では，母指や3指で僧帽筋越しに触診する（図V-15, 20左）．

②乳様突起（mastoid process）（図V-41）

乳様突起は耳介後下部（耳の後側）にあり，頭蓋骨から下方に突き出した突起で，体表から触診できる．乳様突起は顎二腹筋，胸鎖乳突筋，頭板状筋，頭最長筋の付着部であるので，それらの筋の触診をする時，触診を始めるランドマークとして参考になる．鍼灸学では「完骨」という名前である．

また，乳様突起周囲の経穴は，後側に胆経の完骨（GB12），前側に三焦経の翳風（TE17）がある．

③頸椎横突起（processus tranversus, vertebra cervicalis）（図V-42）

頸椎横突起は，坐位，仰臥位，腹臥位のいずれかの姿勢で，両手で頸部の外側から3～4指で触診すると，丸い突起のような形で触れる．「①肩甲挙筋」で述べたように，肩甲挙筋の付着部の硬結や緊張を確認する際などに触診するが，痛みに敏感な場所なので，慎重に圧を加える（図V-22右, 40, 19右）．

頸椎横突起には，前斜角筋，中斜角筋，後斜角筋，頸板状筋，上頭斜角筋，下頭斜角筋，肩甲挙筋が付着している．

・横突起の浅部走行する経脈：胆経，小腸経，大腸経

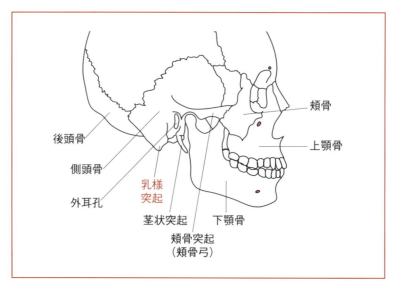

図Ⅴ-41 乳様突起
（小室正人, ほか著：やさしい解剖学. 医歯薬出版, p 19 より改変）

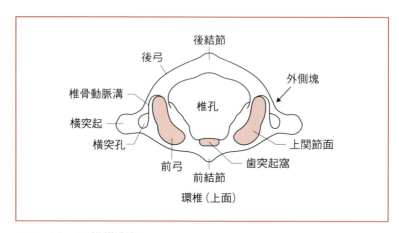

図Ⅴ-42 頸椎横突起

後頸部の触診

　後頸部の筋は, TCS の際の頭部の過屈曲により損傷することが多い. 追突された際の最初の衝撃により, 体幹には進行方向に力が加わるので, 慣性の法則で, 頸は残り, 進行方向と反対に後方へ過伸展する. その時には後側の筋の損傷は小さいが, 後方への過屈曲で上下の椎体の後部の間隙が狭くなり, ぶつかり合って微少の骨折を生じる可能性はあるとされる[3]. そして次に, 反動で前方に過屈曲するが, その際に後頸部にある筋が過伸展傷害を受けやすい.

①僧帽筋（trapezius）（図Ⅴ-35）

1）坐位での触診

　僧帽筋は, 頸部〜肩部〜上背部を覆う菱形をした大きな筋である. 肩甲骨を上げる, 上回旋させる, 引く, 下げる, 頭頸部を伸展させる（両側の筋緊張で）, または, 回旋させる（片側の筋緊張で）, などの作用がある.

　坐位の患者の僧帽筋を触診する際は, 後方に位置し〔p 57, a）〕, 3 指, または 4 指で上から押さえるように, さするように触診する（図Ⅴ-43）. また, 頸部と肩部では, 3

指を僧帽筋の前側（腹側），母指を後側（背側）に位置させ，指でつまむようにして触診する〔p 46, b)〕（図Ⅴ-23）．あるいは，母指と次指でつまむように触診する〔p 46, c)〕（図Ⅴ-24右）．この触診で僧帽筋の厚みとその中にある緊張や硬結が分かる．

　僧帽筋の筋繊維は体幹中央（椎骨，督脈）から肩先側に向かって走っているので，4指や母指による内側から外側への触診で，僧帽筋全体の膨隆やかたさなど，大まかな状態は分かるが，細かな緊張や腫脹が分かりづらいことがある．そのような時には，筋線維の方向に対して垂直に指先を動かすように（揉むように）すると，小さな反応は捉えやすい（図Ⅴ-25上右）．硬結なども同様である．

　ただし，僧帽筋は，思ったより薄い筋で，触診の際に圧をかけ過ぎると，僧帽筋の深部にある他の筋の状態も一緒に触診情報として捉えてしまう．図Ⅴ-23のように，意識的に僧帽筋をつまむような触診の際は僧帽筋のみを確認しやすいが，図Ⅴ-23右，25上左・上右，**43**のような触診の場合は，深部の筋の状態と分けづらいことが多い．深部の筋と僧帽筋を意識上で分けて把握するイメージをもって触診を行うことが必要である（次項「②僧帽筋の深部にある筋の触診」参照）．

2）仰臥位での触診

　仰臥位の患者の僧帽筋を触診する場合は，頭部側に位置して（p 44），4指での圧迫，あるいは母指と4指でつまむようにして触診する（図Ⅴ-9, 10）．僧帽筋は緩んでいるので厚みが分かりやすい．この触診の場合，術者は立位のほうが楽である（図Ⅴ-7）．ただし，患者の顔面に覆いかぶさりすぎないように気をつける．白衣や胸の名札などが患者の顔に当たらないようにする．

3）腹臥位での触診

　腹臥位の患者の僧帽筋を触診するには，頭側に位置する（p 44）（図Ⅴ-11）か，または，患者の横（側方）に位置して触診する（図Ⅴ-17）．この場合，術者が坐位のほうが楽であれば，坐位で行ってもよい（**図Ⅴ-44**）．

　後頸部の筋の触診をする場合は，3指か母指で診る方法がよいであろう（p 45, 46）（図Ⅴ-12, 19左, 20）．また側頸部の筋の触診もできる（図Ⅴ-14, 19右, **45**）．しかし，前頸部は圧の掛け方が難しいので，慣れないうちは勧めない．軽い圧の触診に慣れてから行うようにするとよい．

②僧帽筋の深部にある筋の触診

　僧帽筋の深部には，頸部（・肩部も）では，多くの筋や靱帯がある．

　項靱帯，肩甲挙筋，頭半棘筋，頸半棘筋，頭板状筋，頸板状筋，最長筋，小菱形筋，後頭下筋群などである．

　そして，それらの筋を触診しようとする場合は，僧帽筋越しにしか触診できない．つまり，各筋の状態を触診する前に僧帽筋の状態を考慮しなければならず，それを加味した触診をしていることになる．しかし，下記のようにすれば，それらの筋の状態により近い感覚を得ることも可能である．

・僧帽筋に圧を加えて深部の筋を触診する．そして，深部の筋の緊張などの反応を把握する（図Ⅴ-19右）．

・それが，深部の筋の反応であるかどうかを確認するには，まず，指で目的とする筋を触診し（図Ⅴ-43右），次にそれより浅くして，指を僧帽筋に固定し，その指で僧帽筋を深部の筋の上で動かしながら，最初に確認した筋が僧帽筋ではなく，深部

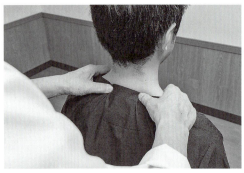 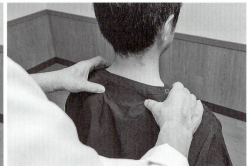

図V-43　坐位での僧帽筋の触診

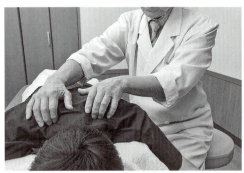 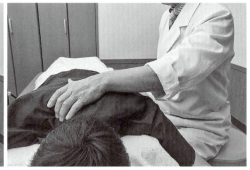

図V-44　術者が坐位で触診する場合

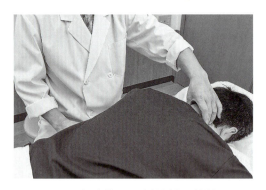

図V-45　腹臥位での側頸部の触診

の筋であったことを確認する（図V-43左）．僧帽筋ではなく，最初に圧を加えたときと同じ深さの筋であることが確認できれば，それが，目指す筋の反応と特定できる．

頭頸部の伸展，回旋に関連する筋群の触診

①頭板状筋，頸板状筋（splenius capitis and cervicis）（図V-46）

　頭・頸板状筋は，頭部を軽く伸展（後屈）させ，触診する側に回旋させながら，それらの動きに抵抗を与えると緊張するので分かりやすい．頭板状筋は，乳様突起～項部（停止）から第三頸椎～第六胸椎の棘突起（起始）に向かって斜めに帯のように走っている筋である（図V-46）．頭板状筋の外側深部にある頭最長筋の方が緊張すると細くぴんと張って分かりやすいので，頭最長筋を確認しながら（図V-22下右），その後ろ側の浅部にある頭板状筋を触知する手順で触診するとよいであろう（図V-22下左，25下

右).

頸板状筋（起始：第四胸椎～第六胸椎の棘突起，停止：第一頸椎，第二頸椎の横突起）は，触診上，頭板状筋の外側，下部にあると感じる．

TCS罹患の早い時期には頭板状筋が腫脹していることがある．頭板状筋部は通常はへこんでいるはずなのに，そのような時には，後頸部から側頸部の腫れが視診（望診）でも分かるくらい腫脹していることがある．そのような場合には，触れると圧痛がある場合が多いので，ソフトに慎重に触診する必要がある．

②頭半棘筋，頸半棘筋（semispinalis capitis and cervicis）（図Ⅴ-46）

頭・頸半棘筋は，第一～第六胸椎横突起（頭半棘筋はさらに第三～第六頸椎）に起始し，停止は，頭半棘筋は後頭骨底部，また，頸半棘筋は第二～第五頸椎棘突起である．両筋は，僧帽筋（頸部）の深部で触れることができる．僧帽筋（図Ⅴ-35）は，頸部では薄い筋の層として感じ，僧帽筋の外側の縁では，母指と次指でつまむことができる（図Ⅴ-23左）．その僧帽筋の厚さの感覚を念頭に，頭半棘筋部で，押し，揉むように触診すると僧帽筋の厚さとそれを考慮した半棘筋の緊張度が触知できる（図Ⅴ-9, 19左, 47）．後頸部で督脈を挟んで左右に触知する緊張は，頭半棘筋（膀胱経）である．

③頭最長筋，頸最長筋（longissimus capitis and cervicis）（図Ⅴ-46）

頸最長筋の起始は第一胸椎～第六胸椎の横突起，停止は第二～五頸椎の横突起後結節

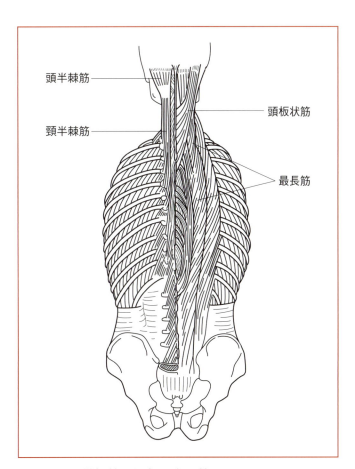

図Ⅴ-46　僧帽筋の深部にある筋
（小室正人，ほか著：やさしい解剖学．医歯薬出版，p 57より改変）

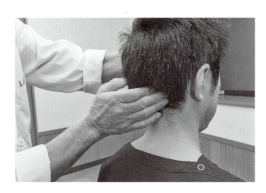

図Ⅴ-47　頭半棘筋の触診

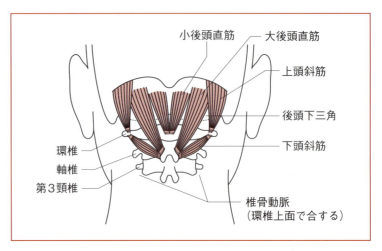

図Ⅴ-48　後頭下筋群

であるので，頸胸椎の棘突起の触診では分かりにくいが，頭最長筋は第一～三胸椎および第五～七頸椎横突起に起始し，乳様突起に付着していて，頭板状筋の深部（図Ⅴ-25下右），肩甲挙筋の後側部で確認できる（図Ⅴ-37）.

④後頭下筋群（Suboccipital muscle group）（図Ⅴ-48）

後頭下筋群としては，上頭斜筋，下頭斜筋，大後頭直筋，小後頭直筋の4筋がある．上頭斜筋，下頭斜筋，大後頭直筋の3筋は，後頭下三角と呼ばれる三角を形作る．これらの筋は，より浅部にある筋群とともに頭痛を引き起こすといわれている．

後頭下筋群とそれより浅部の筋群は分けにくいが，腹臥位，あるいは坐位であれば頭部を若干後屈させ，僧帽筋，頭半棘筋，頭板状筋等の緊張を緩和しておいて，頭蓋骨下部の深い部に母指や3指で圧を加えることによって，頭蓋の奥にあるこれらの筋の緊張を感じることはできる（図Ⅴ-12～14）.

後頸部の上中下層の筋の触診の仕方

①頸椎下部～胸椎上部に付着する筋

1) 大菱形筋（rhomboids major），小菱形筋（rhomboids minor），上後鋸筋（serratus posterior superior）（図Ⅴ-35）

僧帽筋が緩んでも，肩のつらさが取り切れないことがある．

一つは，肩甲挙筋の肩部の緊張が原因と考えられる．肩甲挙筋は肩部では僧帽筋の中央付近の深部を走行しているので，患者は肩の不快感が残っていると訴える場合，術者は僧帽筋の肩部の緊張が取り切れずに，治療効果がなくて緩んでないのではないかと勘違いしてしまう．

二つ目に考慮したいのは，菱形筋の緊張の緩解が十分でないためにつらさが取り切れないことである．小菱形筋の頸部付着部（第六・七頸椎棘突起）や大菱形筋の胸部付着部（第一〜四胸椎棘突起）から肩甲骨内側縁にかけて両菱形筋があるが，その両筋の緊張が，主に，頸・胸部の棘突起に近い側に残っているためである（図V-44）．

三つ目に，解剖学的には菱形筋より深部に上後鋸筋があり，その緊張が残っていることも考えられるが，上後鋸筋については菱形筋の緊張と触診上は分けることは難しいものと考えられる．

②後縦靭帯（ligamentum longitudinale posterius）（図V-34）

TCS患者において後縦靭帯，横突間靭帯，環椎十字靭帯に断裂や損傷がみられることは少なくないといわれている[4]．しかし，これらの靭帯の外傷は直接触れられるわけではない．横突間靭帯や黄色靭帯（図V-34）などに外傷があると，それらの浅部で触診できる体表部（主に，棘上靭帯や棘間靭帯）に圧痛や浮腫が診られることがある．また，棘突起間のスペースが増大していることがある．

③頸椎棘突起（processus spinosus, vertebra cervicalis）

棘突起に付着している筋には，僧帽筋上部，僧帽筋中部，頸半棘筋（第二〜第五頸椎棘突起），頭板状筋（第四〜第七頸椎棘突起），下頭斜筋，大後頭直筋がある．

棘突起上や棘突起間で，触診により，むくみが確認できたり，棘間が広くなっていたり，上下の棘が前に突出している（つまり，当該の棘がへこんでいる）感覚が強く，むくんでいるように感じる部は，その深部の靭帯，脊椎，棘間，椎間板等（図V-32）に何らかの異常があることが多い．また，そのような部のむくみには，同時に圧痛があることが多い．これらの所見は，診察の際に参考になるだけでなく，治療部位としても重要である．

（形井　秀一）

文　献

1) S. M. フォアマン，A. C. クロフト著，竹谷内宏明監訳：むち打ち症の診断　頸部加速／減速症候群．エンタプライズ，1989，p268-9.

2) Clay JH, Pounds DM 著，大谷素明監訳：クリニカルマッサージ，医道の日本社，2004，p150.

3) S. M. フォアマン，A. C. クロフト著，竹谷内宏明監訳：むち打ち症の診断　頸部加速／減速症候群．エンタプライズ，1989，p205-25.

4) S. M. フォアマン，A. C. クロフト著，竹谷内宏明監訳：むち打ち症の診断　頸部加速／減速症候群．エンタプライズ，1989，p268-9.

VI TCS に対する鍼灸治療─遠隔治療と局所治療

治療部位選択の考え方

わが国の鍼灸治療は，証などの理論に従って行う場合や，患者の愁訴，症状あるいは所見のある局所に行う場合などが一般的である．また，その両者をミックスして治療する場合も多いであろう．だが，TCS は運動器系に原因があることが明らかであり，発症原因と愁訴部位，および愁訴の状態が判断しやすい疾患である．このような疾患の場合は，証に従う治療よりも，患者の愁訴に従って傷害部位を明らかにし，その傷害を早期に改善させる療法を選ぶことのほうが効果的であると考えられる．もちろん，TCS のなかには 3 か月や 6 か月以上症状が緩解しない難治例もある．その場合は患者の体質なども考慮した治療が求められ（全 TCS 患者のうち 15％程度と報告されている），証に従った治療がより効果的であると考えられるが，多くの TCS 患者は運動器系の問題を対象にして治療することで効果をあげることができる．

そこで，TCS 患者の頸肩部の症状を改善するための治療法として，TCS を運動器系疾患とした遠隔治療の方法を述べ，それに加えて，頸肩部の愁訴や所見のある局所の経穴に対する局所治療についても述べる．なお，TCS の WAD の中には自律神経症状（バレ・リュー症状）のある患者が 10％前後みられるが，ここでは，自律神経症状そのものへの治療法については触れないこととする．自律神経症状に関連して出現していると考えられる頸肩部の反応を改善させる治療を行うことが，自律神経症状も改善させると考える．自律神経症状そのものへの治療法については，類書を参照されたい．

TCS に対する鍼灸治療のポイント

愁訴症状に対する鍼灸治療は，**表VI-1** に示す 3 つの方法が考えられる．

これらの方法を 1 人の患者に単独で用いるか，組み合わせて用いるかは，施術者の判断により異なる．

前章で述べたように，TCS は局所への治療により，時に症状が増悪することがあるが，遠隔治療を選択することでその問題は避けることができる．しかし，症状局所から離れた部への刺激となるため，目的とする局所の症状や反応を的確に変化させることが必要であり，施術で効果を出すにはある程度の熟練が求められる．

表VI-1　愁訴症状に対する鍼灸治療の 3 つの方法

①愁訴局所への治療＝局所治療
②愁訴局所周囲への治療＝局所周囲治療
③周囲よりさらに離れた部位への治療＝遠隔治療

表VI-2　TCS の愁訴部と反応が出現しやすい筋

①頭部：前頭筋，側頭筋，後頭筋，後頭下筋群
②頸部：胸鎖乳突筋（胸骨頭，鎖骨頭），斜角筋（前斜角筋，中斜角筋，後斜角筋），頭最長筋，頭板状筋，僧帽筋（頸部），頭半棘筋
③肩および背部：僧帽筋（肩部，背部），頸板状筋，頸半棘筋，大・小菱形筋，背部起立筋
④肩甲部：棘上筋，棘下筋
⑤前胸部：大胸筋，小胸筋

①反応が出現する部位（体表所見）

交通事故などによる外傷は，事故状況と傷害部位によりさまざまである．部位を分けて述べると，前頸部，側頸部，後頸部，前胸部，肩部，背部，項部，頭部（側頭部，後頭部，前額部）など，単独あるいは複合的に愁訴部が存在する．

TCSの愁訴部を，さらに緊張などの反応が出現する筋との関連性でまとめると，**表Ⅵ-2**の筋のいずれかに症状や所見がみられる．

②治療対象とする反応

表Ⅵ-2にTCSの際に反応が出現しやすい筋を列挙したが，前章の「TCSの鍼灸治療のための触診」（p41）で述べたように，TCSの際の反応は筋以外にも皮膚，結合組織，筋，その他の部に，腫脹，張り，緊張，繊維状の張り，硬結，陥凹，小粒状反応など，さまざまなものが存在する．

それらの筋に存する反応を確認しておく．

③反応を変化させる方法

触診上見つけた反応を変化させる方法には，表Ⅵ-1の3つの方法がある．

いずれの方法を選ぶかは，患者の状態と施術者の考え方により決めることになるが，特にTCSの初期では，局所には炎症が強いことがあるので，局所治療は避ける必要があることが多い．また，初期だけでなく，慢性期も含め，いずれの時期にも，頸部を触診されることを嫌がったり，頸部の反応局所に刺鍼されることをやめてほしいという患者もいる．

そのような場合は局所治療ではなく，以下に述べる遠隔治療を選択できると治療の幅が広がる．

遠隔治療の概要

TCSに対する遠隔治療の概要を紹介する．

①遠隔治療とは

1）定義

遠隔治療は，局所治療に対して使われる言葉である．局所治療が「症状（患者の自覚）や所見（術者の他覚）のある部位に治療する方法」を意味するのに対し，「遠隔治療は，局所から離れた遠隔部に治療する方法」を意味する．

2）遠隔治療理論

遠隔治療は，一定の理論に基づき，局所から離れた部位に治療を目的とした刺激を与えることである．生理学や解剖学，（現代）鍼灸理論を学んだ現代の多くの鍼灸師にとって，神経学理論[※1]に基づいて遠隔部に治療点を選ぶことは選択しやすい方法であろう．

※1：神経学理論：現代神経学的には，内臓の病変は自律神経を介して関連痛や筋緊張，皮膚分節性の知覚過敏帯（ヘッド帯，マッケンジー帯など）として表現されると考えられている（**図Ⅵ-1**）．これは内臓-体性反射といわれ，体内の病変が経絡や経穴に反応として現れるメカニズムの説明の一つとされる．また，その反対に，体性刺激が自律神経反射を介して内臓に反射性に影響を及ぼすとも考えられており（体性-内臓反射，体性自律神経反射），これは生体へ与えられた鍼灸刺激が奏効するメカニズムとして説明される．他に，体性-体性反射も知られている．

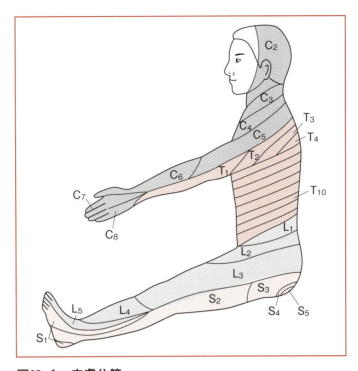

図Ⅵ-1　皮膚分節
（内田さえ，ほか著：生理学．第3版，医歯薬出版，2014，p201）

しかし，ここでは経脈の考え方に基づいた遠隔治療の方法を説明したい．

具体的には，「症状や所見のある局所を走行する経脈上で，局所から離れた部に治療部位を選ぶ」ことになる．体幹部に症状局所がある場合，その局所を走行する経脈が分布する上下肢（の経脈上）で反応点を探索し，そこに治療する方法である．

その理論には，

①臓腑-経絡系の考え方で，臓腑の問題を治療する際に上下肢に取穴をする

②経筋の考え方で，症状局所とは離れた関連経筋上で取穴する

③体幹にある症状局所を走行する経脈上で，上下肢の経穴を取穴する

などが考えられる．

②上下肢と体幹の関係

前述の「③体幹にある症状局所を走行する経脈上で，上下肢の経穴を取穴する」という考え方を踏まえて，TCSの鍼灸治療を述べる．

これまでの筆者（形井）の臨床経験から，体幹と上下肢には一定の対応関係があると考えているので，それを示す[※2]．

　このように，自律神経反射は，体表の診察と体表への鍼灸刺激によって鍼灸治療が成立しているメカニズムを生理学的に説明する．

　しかし，これらの理論は一定の領域に与えた刺激がある器官・組織に影響を与えることは説明できるが，一定の領域のなかにいくつか存在する点である経穴の個々の特異性には，十分に答えることはできていない．また，遠隔部の経穴に与えた刺激が目的の組織・器官にどのようなメカニズムで影響を与えるかも，大枠では説明できているが，個別の違いを説明できるまでには至っていない．

※2：この考え方は，経絡学説を踏まえ，鍼灸臨床を行うなかでの経験に基づいたまとめである．臨床において，鍼灸治療の効果の比較検討は臨床の実践や治療効果を評価することで可能な範囲で行ってきたが，実験的な比較・検討を十分には行っていない．今後，何らかの実験研究が行われることを期待する．また，本遠隔治療法を実践する際は，鍼で効果が現れると一方的に決めつけないで，その経穴や刺激部位の有効性を十分確認しながら行っていただきたい．

1) 下肢と体幹の関係（図Ⅵ-2）
体幹（頭～肩～背腰部）と下肢は，図Ⅵ-2のような対応関係にある[1].
2) 上肢と体幹の関係（図Ⅵ-3）
体幹（頭部～肩）と上肢は，図Ⅵ-3のような対応関係にある[2].

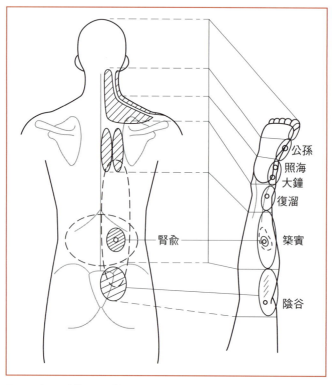

背部の領域と下腿の領域の対応関係を示す．位置の目安として，腎経の経穴を示す．下腿部の帯状の領域の中の経穴と反応はすべて治療対象となりうる．

図Ⅵ-2　形井秀一著『治療家の手の作り方』p176，改編

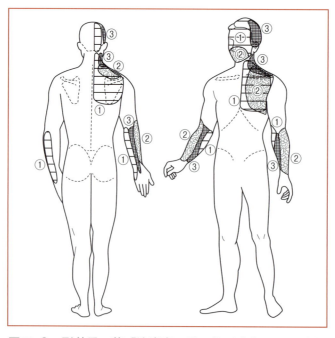

上肢と上半身は図の同じ番号の部位が対応していると考えている．すなわち，上肢を尺側（①）と橈側（②），前腕中央（③）の3部位に分けると，それらの3部位と体幹の各部位は図の①②③の部位がそれぞれ関連が深い．そのため，体幹の反応は上肢の対応する部位の反応への刺激で変化することになる．

図Ⅵ-3　形井秀一著『治療家の手の作り方』p168，改編

③選穴・施術手順

遠隔で鍼灸治療をする部を決めるには，以下の手順で行う．

①頸・肩・背・胸部で，愁訴や反応と関係する問題の筋や結合組織を特定する

②問題とする筋や結合組織と，遠隔のどの部とが関係するかを判断する

③治療する遠隔の反応部を触診して，刺鍼部を特定する

④触診に際しては反応の虚実を判断して，治療の対象とする反応部を絞り込む

⑤絞り込んだ対象部に対して，鍼をするのか灸をするのかを決める

⑥鍼を選択する場合は，反応の大きさや強さ，深さに応じて鍼の種類を選択し，深さおよび刺激の程度を適切に判断する

⑦灸を選択する場合は，反応の大きさや強さ，深さに応じて灸法の種類を選択する

・直接灸（点灸）を行う場合は，熱源の材質，艾炷の大きさ，刺激の程度を判断し，壮数，つまり熱量を適切に決める

・間接灸（棒灸，台座灸など）を行う場合は，反応の状態と間接灸具の熱量の大きさを判断して，施灸時間など使用方法を決める

遠隔治療の実際―刺鍼，施灸部位について

表VI-1 に示したように，TCS の頸部愁訴に対する鍼灸治療は，①局所，②局所周囲，③遠隔を対象とする3方法がある．

ここでは，頸部愁訴に対する治療部位として③の遠隔治療を提示し，あわせて参考として①の局所治療を述べる．

頸肩部と上下肢部の反応の関係を踏まえた遠隔治療において，頸肩部の症状や所見を改善するために，上下肢のどこに治療を行うかであるが，基本的には，症状や所見のある部を走行する経脈上の遠隔部にある経穴や反応部に取穴する．しかし，すでに述べたように，場合によっては経穴部そのものが必ずしもその時点での治療の適切な部位ではないこともある．経穴として定められた部位は，治療点を探す際には重要な目安であるが，刺鍼に適した部としては，必ずしもその部でないことも多く，その周囲でより適切な治療点を探す必要がある．

以下に，TCS の治療の際に傷害が現れやすい頸肩部の症状と所見を治療をする経穴を，筋肉ごとに，遠隔治療と局所治療に分けて解説する．

まず，頸肩部の筋や結合組織などの反応の虚実の状態と，その虚実と関係する遠隔部の経穴を提示する．治療点となる経穴部位もしくはその周囲の反応点を触診で探し出し，TCS のために出現した症状や所見の反応（虚実）を変化させるために，その部に刺鍼，または，施灸する（補瀉する）．

さらに，TCS の愁訴にもとづいた症状や所見のある反応部で，その局所に鍼灸を行って反応を改善させる経穴や，その周囲の反応がよくみられる部位を示す．

①胸鎖乳突筋

胸鎖乳突筋は TCS の際に外傷を受けやすい筋の代表である．頸部触診では前頸部のもっとも浅い部にあるので触診しやすいが，5本の経脈がよぎり，10の経穴が関係するので，遠隔，局所，いずれの治療法の場合でも，経脈や経穴の走行や部位の理解が重要である．

胸鎖乳突筋に関連する経脈と経穴を**表Ⅵ-3**に示す.

1）遠隔治療

胸鎖乳突筋を走行する経脈は，乳様突起に近いほうから，（胆経），三焦経，小腸経，大腸経，胃経である．胆経は，乳様突起の後方に完骨（GB12）が位置するためにあげたが，臨床の実際では乳様突起の付着部に限局して痛みを訴えた TCS 患者の記憶はあまりない.

図Ⅵ-4のように胸鎖乳突筋を上部，中部，下部に分けて考えると，3部を走行する

表Ⅵ-3　胸鎖乳突筋に関連する経脈と経穴

1）遠隔治療の経穴
　　筋の上部…胆　経：地五会（GB42）
　　　　　　　肝　経：行間（LR2），太衝（LR3）
　　　　　　　三焦経：裏三里（奇穴），四瀆（TE9）
　　　　　　　心包経：郄門（PC4）
　　筋の中部…小腸経：支正（SI7）
　　　　　　　心　経：裏支正（SI7の高さで心経）
　　　　　　　大腸経：温溜（LI7），手三里（LI10）
　　　　　　　肺　経：孔最（LU6）
　　筋の下部…胃　経：解渓（ST41），衝陽（ST42）
　　　　　　　脾　経：商丘（SP5）
2）局所治療の経穴
　　上部…胆　経：完骨（GB12）
　　　　　三焦経：翳風（TE17），天牖（TE16）
　　中部…小腸経：天容（SI17），天窓（SI16）
　　　　　大腸経：扶突（LI18），天鼎（LI17）
　　下部…胃経：人迎（ST9），水突（ST10），気舎（ST11）
　　上記の経穴部に必ず反応があるわけではないので，経穴部を目安
としながら，周囲でスジ状の筋緊張や硬結，腫脹などの反応を触診
で診つけて刺鍼する.

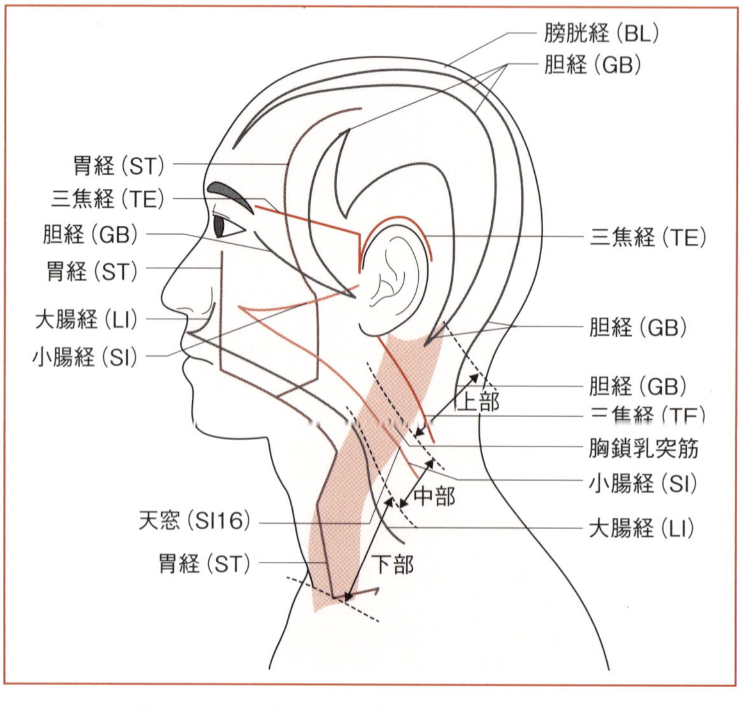

図Ⅵ-4　胸鎖乳突筋を走行する経脈

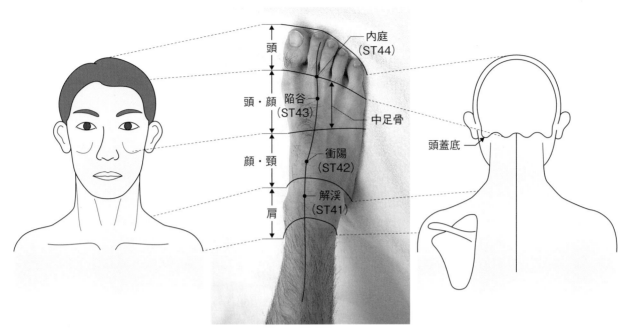

図Ⅵ-5　足部と頭・顔面部の部位の関係

　経脈は、上部が胆経と三焦経、中部が小腸経と大腸経、下部が胃経である。したがって、足部の胆経と胃経、また、上肢の三焦経、小腸経、大腸経のそれぞれの（主に、肘から遠位）の反応部を探り、それらに刺鍼する（表Ⅵ-3）。

　足部の胃経は、**図Ⅵ-5**のように、足関節から足の指先までが肩部〜頭部に対応する。したがって、胸鎖乳突筋と対応する胃経足部の経穴は、解渓（ST41）〜衝陽（ST42）〜第2・第3中足骨基部の周囲が治療対象部位となる（図Ⅵ-5）。

　整形外科分野での報告では、胸鎖乳突筋はTCSでの愁訴がもっとも多い筋の一つであると指摘されている。事故後の早い時期では、触診すると腫脹が明確で、熱感も感じられることがあるので、痛みを助長しないように慎重に触診することが求められる。だが一方で、遠隔部刺鍼によく反応して変化が出やすい筋でもある。

a）触診

・下肢

　解渓（ST41）〜衝陽（ST42）〜中足骨基部の周囲（図Ⅵ-5）は主に足根骨の浅部で、皮膚と皮下結合組織、筋（浅部に長母指伸筋と長指伸筋の腱、深部に短母指伸筋や短指伸筋）がある。長母指伸筋と長指伸筋はこの部では腱になっているので、筋としては、主に短母指伸筋と短指伸筋の緊張がある可能性がある。そのため、触診感覚は、皮膚、結合組織の腫れ感、小筋の腫脹感であり、それを確認するため、腱（長指伸筋腱）の存在を意識しながら、また、時には腱をよけながら触診する。本来、厚みはほとんどないところなので、反応のある部の厚みの違いを見逃さないようにする。

　胆経上の触診は、第四中足骨と第五中足骨の間の骨間筋および足根骨上である。骨間筋は腫れた感じがする場合は時に圧痛が強くあるので、触診圧に気をつける。また、足根骨上では解渓（ST41）〜衝陽（ST42）〜中足骨基部と同様の触診の仕方が求められる。

・上肢

　胸鎖乳突筋と関係する上肢の経脈は、胸鎖乳突筋の上部を走行する三焦経（心包経）、中部を走行する小腸経（心経）と大腸経（肺経）である。

胸鎖乳突筋の上部や中部の硬結や緊張, 圧痛を確認して, それに対応した経脈を確認する. それぞれの経脈に属する前腕部の経穴を中心としてその周囲も含めた反応部位を探し, そこに刺鍼する. 上肢の反応は, 筋緊張が中心である. たとえば, 尺側手根屈筋が緊張すると筋腹は腱のように, 細く, かつ堅くなり, 圧痛が生じる. また, 虚の場合は, 筋腹が反対側より細く感じたり, 筋中に陥凹が触診できるので, それらを改善する.

b) 刺鍼

・下肢足部

a) の「触診」で述べたように, 下肢足部は, 軟部組織の厚みがあまりないところである. 反応がある部は, ない部より若干厚みが感じられるが, 刺鍼が深い場合は足根骨に当たってしまうので慎重に鍼先を進める (技).

触診の際に感じた厚み, あるいは深部のかたい組織に鍼先が当たったら, そこで雀啄をするか置鍼をし, その反応を緩める. また, その部が力なく虚の場合は, 灸による温熱刺激をして, その虚を改善させる.

・上肢前腕部

前腕の反応部への刺鍼は, 筋が固い実の場合 (時に腱のようにかたい) は, その筋のかたさの表面に当て留め, または無理に筋中に鍼先を進めようとせず, 筋表面で軽い雀啄をするなどの施術をする. 虚している場合は灸による温熱刺激を与える.

2) 局所治療（図Ⅵ-6）

胸鎖乳突筋付近には関係する多くの経穴がある. しかし, 経穴部に必ず反応があるわけではないので, 経穴部を目安としながら, 周囲でスジ状の筋緊張や硬結, 腫脹などの反応を触診で確認しながら刺鍼する. 特に, 反応が胸鎖乳突筋にあることを明確にするには, 頸部外側から頸部の中心に向かって圧をかけるだけではなく, 2指, あるいは母指と3指でつまむようにして, 筋の反応を捉えるようにする. 胸鎖乳突筋に対して外側から深部（頸椎）に向かって圧をかけて筋の状態を診る場合は, 胸鎖乳突筋の深部にある肩甲挙筋（上部）や斜角筋（中部〜下部）に存在する緊張や硬結を一緒に感じてしまうので, 気をつける必要がある.

翳風（TE17）を局所治療の経穴としてあげたが, WHO経穴は乳様突起下端前方の

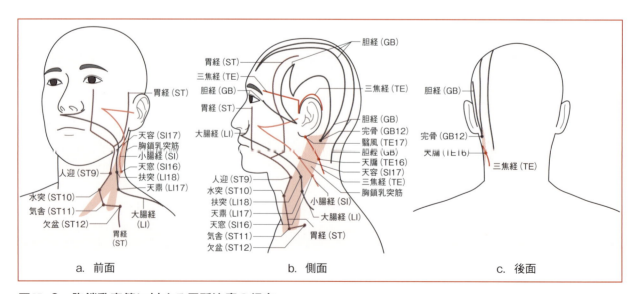

図Ⅵ-6　胸鎖乳突筋に対する局所治療の経穴

陥凹部に定められ，胸鎖乳突筋の前方で下顎角の後方にあるので，翳風穴は胸鎖乳突筋内にはない．しかし，胸鎖乳突筋付着部に近く，そこに圧痛などの反応がある場合には，胸鎖乳突筋の関連反応として治療対象となるので，敢えてあげた．また，完骨（GB12）のほうが胸鎖乳突筋の付着部として適切であるので，付着部の圧痛等の反応を適確に把握して，完骨に圧痛があれば，治療穴とする．

また，鍼先の到達点も，筋の反応内に留めるようにする．胸鎖乳突筋に刺鍼するのであれば，胸鎖乳突筋を貫いてそれ以上深部に刺鍼する必要はない（技）．

②斜角筋

斜角筋は胸鎖乳突筋の深部にあり，神経（腕神経叢）や動脈（腋窩動脈）が走行するので，TCS において患者の愁訴の原因となることが多い筋の一つである（**図Ⅵ-7**）．

ただ，深部にある筋であるので，本筋の浅部を走行する経脈や浅部に位置する経穴との位置関係をイメージしながら治療することになる．

斜角筋に関連する経脈と経穴を**表Ⅵ-4**に示す．

1）遠隔治療

斜角筋を走行する経脈は，前斜角筋は，（三焦経），小腸経，大腸経，胃経，中斜角筋は三焦経，小腸経，大腸経，（胃経），後斜角筋は小腸経，大腸経と考えられる．

a）触診

斜角筋（前・中・後斜角筋）の大半の部を胃経が走行しているが，胸鎖乳突筋と同様，大腸経と小腸経もよぎり，また三焦経も関係するものと考えられる．

斜角筋は胸鎖乳突筋と位置的に近いので，触診は胸鎖乳突筋の触診の項を参考にする．また，遠隔治療の際の足部および上肢の刺鍼対象部位も胸鎖乳突筋の治療部位と近い．

b）刺鍼

斜角筋を走行する経脈は基本的には胃経である．そのため，反応を変える刺鍼は胃経の解渓（ST41）〜衝陽（ST42）〜第2・第3中足骨基部周辺の反応部で行い（**図Ⅵ-8**），次いで，大腸経の温溜（LI7），手三里（LI10），肺経の孔最（LU6），小腸経の支正（SI7），三焦経の裏三里[注1]，四瀆（TE9）など，前腕の経穴刺鍼を行う（**図Ⅵ-9**）．

「胸鎖乳突筋の触診」で述べたように，足部の甲の反応の厚みは薄いので，刺鍼は慎重に行う必要がある．

2）局所治療（**図Ⅵ-10**）

局所治療の際，斜角筋の刺鍼は，直接腕神経叢に当たらなくとも筋刺激で電撃様の不快感が出現することがあるので，慎重に刺鍼する必要がある．また，慎重に刺鍼しようとしても不快刺激が起こる確率は高いので，刺鍼前に，患者に「刺激感」や「電撃様の感覚」が生じるかも知れないと説明しておくことが必要である．

経穴を探して刺鍼することも大事であるが，斜角筋の緊張を触診で確認し，筋のその反応部へ鍼先を確実にあてるように，触診技術と刺鍼技術を磨く必要がある（技）．

また，欠盆（ST12）の深部には肺尖があるので，刺鍼の深さに気をつける必要がある（安：以下，安全上の注意点には本印を記す）．

注1：裏三里は，前腕後外側，三焦経上で，大腸経の手三里と同じレベル（手三里から2寸遠位）である．

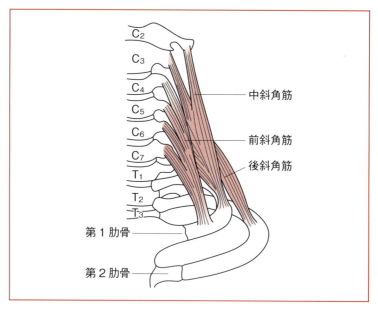

図Ⅵ-7　斜角筋

表Ⅵ-4　斜角筋に関連する経脈と経穴

1) 遠隔治療の経穴
　　胃　経：解渓（ST41），衝陽（ST42）
　　脾　経：商丘（SP5），公孫（SP4）
　　大腸経：温溜（LI7），手三里（LI10）
　　肺　経：孔最（LU6）
　　小腸経：支正（SI7）
　　心　経：裏支正（心経でSI7の高さ）
　　三焦経：裏三里（奇穴），四瀆（TE9）
　　心包経：郄門（PC4）
2) 局所治療の経穴
　　頸部中央…小腸経：天窓（SI16）
　　　　　　　大腸経：扶突（LI18），天鼎（LI17）
　　頸部下部…胃　経：欠盆（ST12）

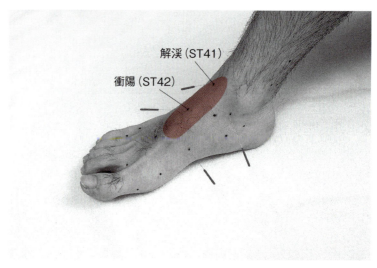

図Ⅵ-8　斜角筋に対する遠隔治療の経穴（足部）

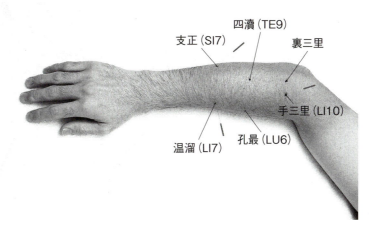

図Ⅵ-9　斜角筋に対する遠隔治療の経穴（前腕部）

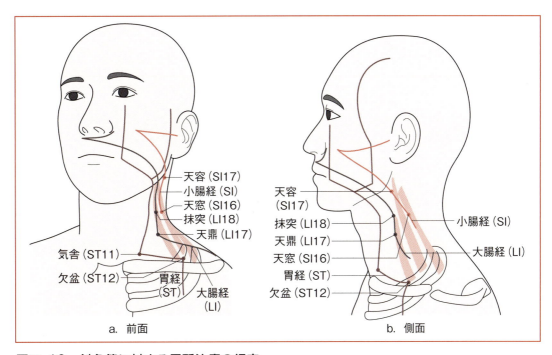

図Ⅵ-10　斜角筋に対する局所治療の経穴

③肩甲挙筋

　肩甲挙筋は第一～第四頸椎の横突起と肩甲骨の上角を結ぶ筋で，肩甲骨を引き上げる作用がある（**図Ⅵ-11**）．TCSの患者は肩甲挙筋の頸椎付着部に硬結と痛みがあることが多いので，その部の硬結を緩解することが大事である．また，前章で述べたが，肩では僧帽筋の深部に肩甲挙筋が位置しており，鍼灸やあん摩の治療で肩こり感が取り切れない際には，肩甲挙筋の緊張が残っていることが少なくないので，確認する必要がある．

　肩甲挙筋に関連する経脈と経穴を**表Ⅵ-5**に示す．

1）遠隔治療

　肩甲挙筋は，頸部C1～C4横突起と肩甲骨内角との間を結んでおり，肩甲挙筋の挙

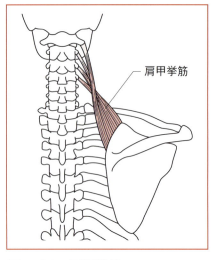

図Ⅵ-11　肩甲挙筋

表Ⅵ-5　肩甲挙筋に関連する経脈と経穴

1) 遠隔治療の経穴
　脾　経：大都（SP2），太白（SP3），公孫（SP4）
　胆　経：丘墟（GB40），地五会（GB42），両穴の間や周囲
　肝　経：行間（LR2），太衝（LR3），中封（LR4）
　小腸経：小海（SI8），支正（SI7），養老（SI6）
　心　経：少海（HT3），前支正（SI7），
　三焦経：裏三里，四瀆（TE9）
　心包経：郄門（PC4），曲沢（PC3）
2) 局所治療の経穴
　小腸経：天容（SI17），天窓（SI16），肩外兪（SI14）
　三焦経：翳風（TE17），天牖（TE16），天髎（TE15）
　胆　経：肩井（GB21）

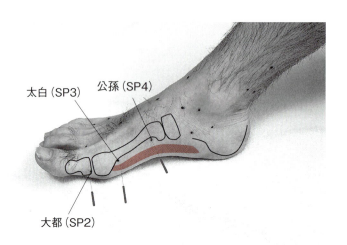

図Ⅵ-12　肩甲挙筋に対する遠隔治療の経穴（足部①）

上，あるいは，頸部側屈動作に関係する．

　肩こりと肩甲挙筋は密接な関係にある．肩こりは僧帽筋が主体であるが，僧帽筋の緊張が取れても肩甲挙筋（あるいは菱形筋など）の緊張が取れず，肩こりを訴え続ける人がいる．僧帽筋の深部で肩甲挙筋の緊張がある場合は，頸部の肩甲挙筋の緊張を確認して，頸部の治療を足部で行う．

　また，TCSの後遺症，あるいは慢性的な頸部の愁訴が続いている患者には，頭板状筋，頭最長筋の緊張とともに，肩甲挙筋の緊張および，頸部付着部（特にC1およびC2の横突起部）に硬結があることが多い．その硬結のかたさを改善させるには，足第一指の中足指節関節部内側の反応（腫脹の感覚が多い）と母指外転筋の反応（主に緊張）を取り除くことが目標となる．

　中足指節関節部の厚さは薄いので，丁寧な触診と刺鍼が求められる（技）．また，中足指節関節の中足骨頭は頭蓋骨の下縁付近に対応しているとイメージして，C1横突起は中足指節関節部およびその近位に治療部位を求める．

　WHOで定めた（以下，WHO・SAPL[6]）足部内側の太白（SP3）は，第一中足骨と母指外転筋の間の陥凹部（赤白肉際）にある（**図Ⅵ-12**）．つまり，第一中足骨内側と

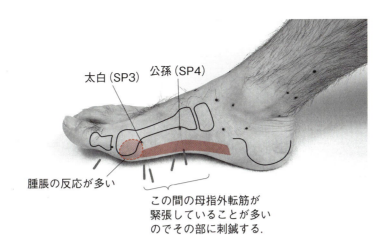

図Ⅵ-13　肩甲挙筋に対する遠隔治療の経穴（足部②）

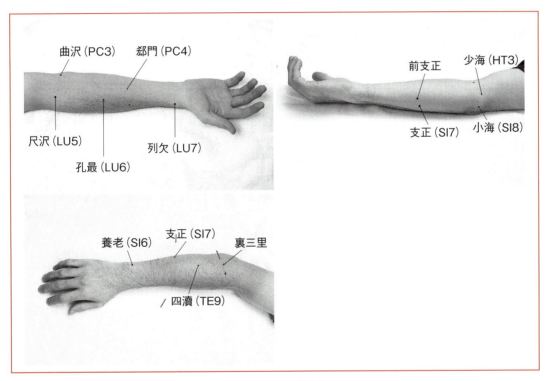

図Ⅵ-14　肩甲挙筋に対する遠隔治療の経穴（前腕部）

　母指外転筋の間にできる陥凹部ということになる．しかし，肩甲挙筋の実の反応を変えるには，陥凹部ではなく，緊張して実している母指外転筋への刺鍼が効果的であることを臨床上実感している．そのため，頸部肩甲挙筋付着部〜筋中央部の緊張の治療には，母指外転筋の緊張への刺鍼，すなわち第一指中足骨頭〜中足骨底の高さにある母指外転筋に対して治療を行う（**図Ⅵ-13**）．

　また，上肢で治療する場合は，三焦経の裏三里〔p75，注1参照〕，四瀆（TE9），小腸経の小海（SI8），支正（SI7），養老（SI6）などで治療を行うか，三焦経と小腸経の表裏関係で，心包経の郄門（PC4），曲沢（PC3），あるいは心経の少海（HT3），前支正[注2]に刺鍼する（**図Ⅵ-14**）．しかし，支正は，WHO・SPALの取り方（尺骨内縁と

注2：心経上で，SI7の高さ．

尺側手根屈筋の間）では，骨と筋の間であり，反応が把握しづらい．肩甲挙筋の緊張を変化させるのは，尺側手根屈筋の緊張に刺鍼した方が効果的なことが多い．

2）局所治療（図Ⅵ-15）

肩甲挙筋局所の反応は，同筋付着部である第一〜第四頸椎横突起の部の硬結反応であることが多い．翳風（TE17）は第一あるいは第二頸椎横突起部であると考えられる．また，天窓（SI16）は第四頸椎横突起付近に該当すると考えられる．

頸部局所の治療の場合は，翳風（TE17）〜天窓（SI16）間で横突起上の硬結を見つけ，その部に刺鍼することになる．

また，肩部で肩甲挙筋を刺鍼する場合は，天髎（TE15），肩外兪（SI14）付近を選ぶことになる．触診で肩井（GB21）の深部に肩甲挙筋の緊張を確認できるようであれば，同部で刺鍼することもできる．しかし，いずれの経穴においても，肩甲挙筋の位置は僧帽筋よりも深いので，肩甲挙筋を狙って刺鍼する際に，鍼先が僧帽筋から肩甲挙筋に移行したことに気づかずに，肩甲挙筋を貫いてさらに深く刺入してしまうことがあるので気をつける．気胸を誘発する可能性がある（安）．

いずれにせよ，浅部の僧帽筋の状態を考慮せずに深部の肩甲挙筋に刺鍼することはできないし，特に肩部の肩井（GB21）で肩甲挙筋に刺鍼することは，積極的には勧められない．それは，すでに，『鍼灸重宝記』[3]（1718年）で本郷正豊が肩こりの筋への刺鍼は慎重に行うとして，「…，深きときは，あやまちあり．若(もし)，みだりに刺すときは人を害す．これを刺すには，針をふして皮肉の間とすべし．少も肉を刺すことなかれ．」と述べている．つまり，直刺しないで横刺すると述べている．さらに「肉を刺すことなかれ」と筋肉内への刺鍼を制している．この後には砭針で気血をぬくのが良いとする記述がある．さらに，現代における安全性の報告[4]を見ると，鍼灸の事故に対して保険で支払われた事故件数の一番は気胸である．また気胸が発生した刺鍼部位は，部位名に「肩」の字が入っている部を合計すると50.8％，それに「背」を入れると88.5％となり90％近くの気胸が肩背部で発生しており，気をつけなければならない部位である．

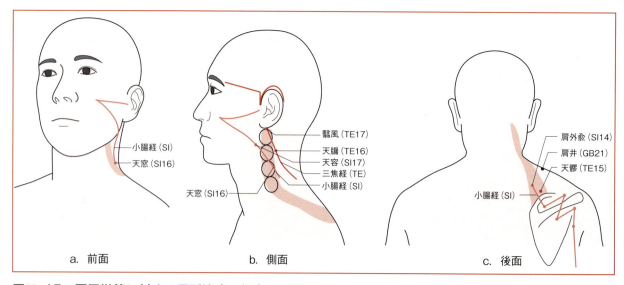

図Ⅵ-15　肩甲挙筋に対する局所治療の経穴

④頭最長筋，頸最長筋

頭最長筋は，乳様突起と背部第一～三胸椎に付着する．肩甲挙筋や胸鎖乳突筋と同様，交通事故後に残存する症状として治療対象となることが多い筋である．肩甲挙筋のすぐ後ろに位置するので，乳様突起下部，下顎角の後で，胸鎖乳突筋，あるいは深部の肩甲挙筋を触診してそのまま指を後ろにずらして探ると確認しやすい．浅部には板状筋があるので，板状筋越しに触診することになる．また，頸最長筋は第二～五頸椎横突起結節と第一～六胸椎横突起を結ぶ筋であり，頸部では，頭最長筋より前に位置する．

頭最長筋，頸最長筋に関連する経脈と経穴を**表Ⅵ-6**に示す．

1) 遠隔治療

治療対象は，第一中足骨前内方反応部（**図Ⅵ-16**）^(※)である．第一中足骨前内方には経穴はないが，脾経と肝経の間のこの部の刺鍼で，頭最長筋が変化することを臨床上，よく経験している．

頭最長筋と頸最長筋を走行する経脈は，①頸部では頭最長筋は，肩甲挙筋のすぐ後ろに位置し，肩甲挙筋に近い走行であるので，肩甲挙筋と同様の経脈が関わる．すなわち，脾経が大きく影響し，次に胆経（肝経）である．②背部では膀胱経が主であり，頸部の下部や肩部で小腸経が関係する．

したがって，上肢での治療は，小腸経では小海（SI8），支正（SI7），養老（SI6），心経では，少海（HT3），前支正の各経穴およびその周囲で反応を探して，そこに鍼灸を行う（図Ⅵ-14 上右・下）．

2) 局所治療（図Ⅵ-17）

頭最長筋は，乳様突起に近い部分の肩甲挙筋のすぐ後ろで触れるので，触診で捉えやすい．治療は，頸部では天牖（TE16）に刺鍼する．また，最長筋の触診で緊張が強い部や硬結等を探って，それに刺鍼する．肩部では，肩中兪（SI15）の深部（付近）に頸最長筋が存在するものと考えられるが，刺鍼深度が難しいので，慎重さが求められる．

表Ⅵ-6　頭最長筋，頸最長筋に関連する経脈と経穴

1) 遠隔治療の経穴
　　肝経〔行間（LR2），太衝（LR3），中封（LR4）およびその周辺〕の外側と足部で脾経と肝経の間の第1中足骨上の反応部：大都（SP2），太白（SP3），公孫（SP4）およびその間の前側
　　小腸経：小海（SI8），支正（SI7），養老（SI6）
　　心　経：少海（HT3），裏支正（SI7），
2) 局所治療の経穴
　　天牖（TE16），肩中兪（SI15），完骨（GB12）

※ 頭最長筋は頸部を走行する胆経の前側にあるので，地五会（GB42）や侠渓（GB43）で治療するとよいが，緊張や硬結が治療対象となることが多く，胆経と表裏関係にある足部の肝経で治療することが多くなる．しかし，それでも，頭最長筋の緊張はなかなか緩解しないことが多い．

　　胆経走行からすると，頭最長筋のうち，乳様突起付着部から頸部中央くらいまでは頭板状筋の外側で，肩甲挙筋より後側を走っている．そこで，頭板状筋を治療する肝経（胆経）と肩甲挙筋を治療する脾経の間に刺鍼すると頭最長筋が変化することを確認できることが少なくない．つまり，第一中足骨前内方で治療する．同部は，皮膚と結合組織，その深部に足根骨のある部であるので，反応は腫脹が主体である．その部に刺鍼をし，骨に当てないように雀啄等の刺激を与える．

⑤頭板状筋，頸板状筋（図Ⅴ-46）

頭板状筋は，第四頸椎〜第五胸椎の棘突起に起始し，乳様突起〜上項線の外側に停止する．また，頸板状筋は第四〜六胸椎の棘突起に起始し，第一〜二頸椎の横突起に停止する．

頭部と頸部を伸展，側屈，回旋させる筋であるので，事故後の頸の動作が制限される時の原因筋の一つとして重要である．

多くの頸部と背部の筋が縦に脊柱に平行して走るのに対して，これらの筋は，斜めに走行している．

頭板状筋，頸板状筋に関連する経脈と経穴を**表Ⅵ-7**に示す．

1）遠隔治療

頭板状筋は，頭蓋後部中央の下部に位置し，僧帽筋（深部に頭半棘筋）と頭最長筋（前側に肩甲挙筋）の間や深部で触診することができる．走行する経脈は主に胆経である．そのため，基本的には足部の胆経の丘墟（GB40）や足臨泣（GB41）などの経穴，また，その間の反応部に刺鍼する（**図Ⅵ-18**）．しかし，足部胆経の刺鍼では変化がス

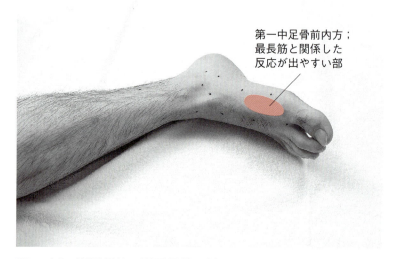

図Ⅵ-16　頭最長筋，頸最長筋に対する局所治療の経穴

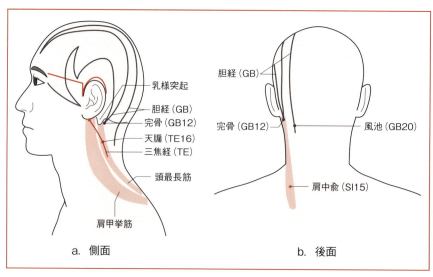

図Ⅵ-17　頭最長筋，頸最長筋に対する局所治療の経穴

表Ⅵ-7 頭板状筋，頸板状筋に関連する経脈と経穴

1) 遠隔治療の経穴
   胆　経：足臨泣（GB41），地五会（GB42），侠渓（GB43）
   肝　経：行間（LR2），太衝（LR3），中封（LR4）およびその周辺
   膀胱経：崑崙（BL60），僕参（BL61），申脈（BL62），金門（BL63），京骨（BL64）
   腎　経：然谷（KI2），大鍾（KI4），水泉（KI5），照海（KI6）
2) 局所治療の経穴
   完骨（GB12），風池（GB20），大杼（BL11），風門（BL12），肺兪（BL13），厥陰兪（BL14），頭板状筋反応部

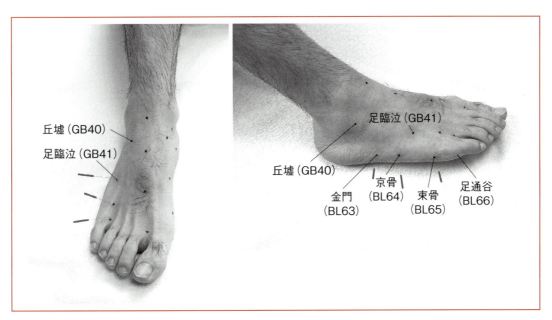

図Ⅵ-18　頭板状筋，頸板状筋に対する遠隔治療の経穴

ムーズに起きない場合は，表裏関係にある肝経（陰経）の行間（LR2），太衝（LR3），中封（LR4）などに刺鍼する（**図Ⅵ-19**）．

　上記の足部の刺鍼は，中足骨間や足根骨の背側骨間筋の部である．骨間筋の緊張や腫脹を捉えて刺鍼する．筋表面に当てるか，筋層内に刺鍼するかは緊張度合いで決める．また足根骨の浅部にある腫脹反応に刺鍼する場合も深さに気をつける．腫脹をつらぬいて，骨に当てないようにする．

2）局所治療（図Ⅵ-20）

　頭板状筋は，胆経が走行する．頭板状筋の局所治療には，風池（GB20）がもっとも多く使われる．風池（GB20）は，項部頭蓋骨下縁下部で，乳様突起後部の胸鎖乳突筋（すぐ後側に頭最長筋）・肩甲挙筋と僧帽筋（深部に頭半棘筋）の間の陥凹部に位置する．また，頭板状筋は，乳様突起・上項線外側と第三頸椎〜第四胸椎の棘突起の間を結び，僧帽筋や菱形筋の深部に位置しているので，頭板状筋の頸部下部〜背部上部の治療穴は，大杼（BL11），風門（BL12），肺兪（BL13），厥陰兪（BL14）などとなる．

　しかし，風池（GB20）〜大杼（BL11）の間の頭板状筋部も治療対象部位となるので，その間の緊張や硬結等の反応を確認して刺鍼することもよい．

⑥僧帽筋

　僧帽筋は非常に大きな筋で，頸部〜上背部に位置する．後頭骨，鎖骨外側，肩甲骨，

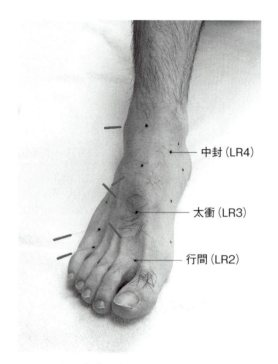

図Ⅵ-19　表裏関係にある肝経の経穴

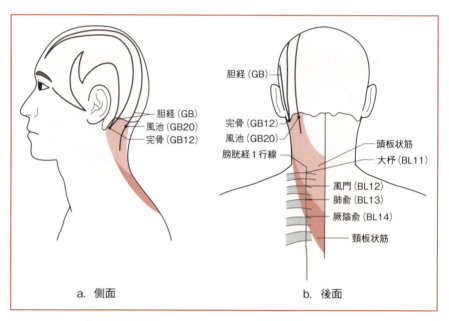

図Ⅵ-20　頭板状筋に対する局所治療の経穴

胸椎棘突起に付着する．皮下のごく浅いところに位置する筋であるため，肩背部を触診した際には僧帽筋単独ではなく，僧帽筋の深部の他の筋や骨，腱などと一緒に触診していることが多い．もし，僧帽筋単独で触れたければ，僧帽筋の縁のところで，圧迫ではなくつまむようにするとつかむことができる．その厚みを念頭に置きながら触診することで，他の部でも僧帽筋の反応を触診できる．

僧帽筋に関連する経脈と経穴を表Ⅵ-8に示す．

1) 遠隔治療

僧帽筋は肩・上背部を広く覆っているので，通常，肩こりのある患者がつらいと訴える部は，ほとんどの場合，僧帽筋部である．TCS患者の頸肩部の愁訴の場合も，訴えは僧帽筋の範囲であることが多い．主訴が肩こりではなくても，多くの場合，触診に

表Ⅵ-8 僧帽筋（主に肩部）に関連する経脈と経穴

1) 遠隔治療の経穴
　膀胱経：崑崙（BL60），僕参（BL61），申脈（BL62），またはその周囲，およびその間の反応部
　腎　経：照海（KI6），然谷（KI2），またはその周囲，およびその間の反応部
　胆　経：丘墟（GB40）と足臨泣（GB41），またはその周囲，およびその間の反応部
　肝　経：中封（LR4）と太衝（LR3），またはその周囲，およびその間の反応部
　大腸経：曲池（LI11），手三里（LI10），裏三里，上廉（LI9），下廉（LI8），温溜（LI7），偏歴（LI6）
　肺　経：尺沢（LU5），孔最（LU6），列欠（LU7），経渠（LU8），太淵（LU9）
　三焦経：天井（TE10），四瀆（TE9），三陽絡（TE8），支溝（TE6），会宗（TE7），外関（TE5）
　心包経：郄門（PC4），間使（PC5），内関（PC6）
　小腸経：小海（SI8），支正（SI7），養老（SI6）
　心　経：少海（HT3），裏支正，霊道（HT4）
2) 局所治療の経穴
　玉枕（BL9），天柱（BL10），肩井（GB21），巨骨（LI16），秉風（SI12），曲垣（SI13），肩外兪（SI14），肩中兪（SI15），天髎（TE15）など

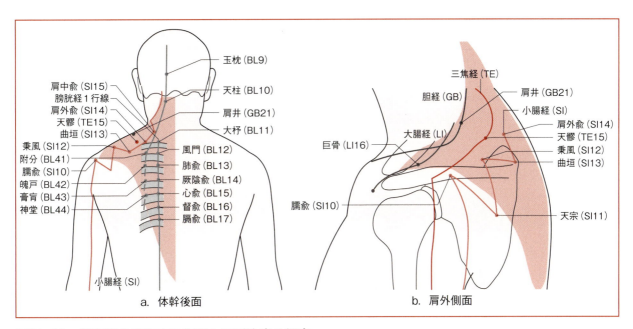

図Ⅵ-21　僧帽筋を走行する経脈と局所治療の経穴

よって僧帽筋の領域で緊張やこりのある筋等がみられるので，僧帽筋の触診はTCSの治療の基本の一つであると認識しておく必要がある．なお，日本人の肩こりは，頸部や背部よりも肩部のこり感の訴えが中心となることが多い．

僧帽筋の肩部には膀胱経が走行しているが，膀胱経は僧帽筋の頸部，背部にも走行しており，僧帽筋全体に関わりの大きい経脈である．他に，胆経，大腸経，三焦経，小腸経も僧帽筋の一部をよぎっている（図Ⅵ-21）．

遠隔治療では，肩の症状・所見は足関節周囲の反応部と対応している（図Ⅵ-2）ので，僧帽筋を走行する下肢の経脈上で足関節周囲の経穴，あるいは同様に，上肢の経穴の反応部を刺鍼することになる．

肩こりを訴える患者の僧帽筋は緊張していることが多く，緊張は実の反応と捉え，治療部位は膀胱経（陽経）の表裏関係にある陰経の腎経上で取穴する．足関節周囲の腎経

の経穴は，大鍾（KI4），水泉（KI5），照海（KI6）など（図Ⅵ-22）から選穴する．

また，数は少ないが，虚の肩こり（僧帽筋に緊張等の実の反応がなく，むしろ筋に弾力がない，陥凹しているなどの虚の反応がある場合．筆者の印象では，肩こり全体の10％位の出現率である）の場合は，陽経（自経）である膀胱経の崑崙（BL60），僕参（BL61），申脈（BL62）などを目安に反応部を確認して刺鍼，施灸する（図Ⅵ-23）．

膀胱経に次いで僧帽筋上の走行が長い経脈は胆経である．胆経には肩井（GB21）という「肩」の漢字が付いた経穴があり，僧帽筋肩部のほぼ中央に位置する（肩先と第七頸椎棘突起を結んだ線の中点）．胆経で治療をする場合は丘墟（GB40），あるいは丘墟（GB40）～足臨泣（GB41）の間および周囲の反応を探して刺鍼することになる（図Ⅵ-16）．

また，上肢の6経脈のうち3陽経脈はすべて僧帽筋を通っている（図Ⅵ-21）．したがって，上肢の刺鍼は手の3陽経か表裏関係の手の3陰経に行う．

2）局所治療（図Ⅵ-21）

僧帽筋は，上項線，項靭帯，および「第一頸椎～第十二胸椎」の棘突起と靭帯に起始するが，停止は，上部は鎖骨の外側1/3，中部は肩甲骨の肩峰と肩甲棘の上面，下部は

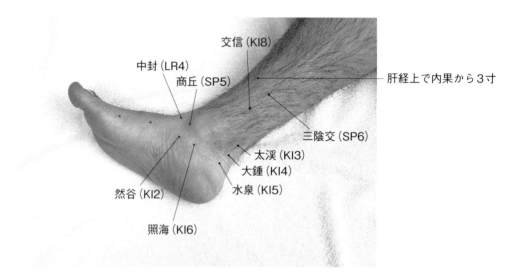

図Ⅵ-22　僧帽筋に対する遠隔治療の経穴

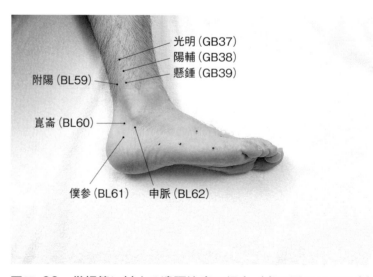

図Ⅵ-23　僧帽筋に対する遠隔治療の経穴（虚の肩こりの場合）

肩甲挙筋の起始部付近の肩甲棘内端である.

　僧帽筋は大きいが，頸部の僧帽筋は薄い.　頭部を後屈させるとつまむことができるので，実際につまんでみると薄さが分かるであろう.

　僧帽筋の領域に膀胱経の背部の経穴が少なくとも15穴存在する.　また，遠隔治療で触れたように，胆経，大腸経，三焦経，小腸経も僧帽筋上を走行しているので，同筋上に経穴が存在する.

a）僧帽筋停止部付近の経穴

　僧帽筋の付着部（主に停止部＝項部，鎖骨外側，肩甲棘）付近の僧帽筋上の経穴は，僧帽筋の痛みや機能障害の際に反応がみられることがある.　僧帽筋の停止部付近に存在する経穴名をあげると，玉枕（BL9），天柱（BL10），肩井（GB21），巨骨（LI16），秉風（SI12），曲垣（SI13）などである.　靱帯に近い部位や靱帯そのものの部が多いので，慎重な刺鍼が求められる.

b）僧帽筋部本体の経穴の刺鍼

　TCSの際に僧帽筋部に局所の愁訴が存在することは多いが，純粋に僧帽筋のみが緊張していることはむしろ少ない.　その状態は，①症状が僧帽筋およびその深部の筋にあって，両者の症状を僧帽筋部のつらさとして訴えている，あるいは②僧帽筋には症状はほとんどないか，むしろ僧帽筋は虚しているので，僧帽筋には不快な症状は感じておらず，その深部の筋に存在する症状の不快感を訴えているか，である.

　①の場合は，僧帽筋が実の状態で，腫脹や緊張や膨隆がみられる.　深部の筋の緊張が存在していなくても，僧帽筋単独で，緊張や腫脹の症状がある場合もある.　僧帽筋の実に刺鍼して，緊張や腫脹，硬結を取ることが必要である.　しかし，前述したように，僧帽筋のみの反応を把握し，それに刺鍼するには練習が必要である.　深部の筋の緊張を同時に取るのであれば，その筋の状態もあらかじめ確認しておき，僧帽筋と深部の筋の両方の実を同じ刺鍼で取ることになるであろう.

　②の場合は，僧帽筋が正常の状態でかつ深部の筋等に実がある場合と，僧帽筋が虚の状態で深部の筋等に実がある場合が考えられる.

　この場合，前者は僧帽筋および深部の緊張に対して刺鍼する.　後者の場合は，僧帽筋の虚に補法の鍼を行って力を付ける方法がある.　それだけで深部の筋緊張が緩解することがある.　また，『素問』骨空論篇には，「背部を診て陥凹している場合は，そこに灸する」とあるように，灸治療をすることもよい.　背部の虚は，触診でその陥凹が分かるので見つけやすい.　その虚に灸をすると表面の虚は改善して解消していくが，同時に深部の筋の緊張（実）が改善することが分かる.

　僧帽筋の虚の部の圧痛は，深部の緊張に存在する圧痛であることが多い.　つまり，背部の僧帽筋の虚の場合の圧痛は，僧帽筋を圧迫して生じるものではなく，深部の腸肋筋，最長筋，板状筋，多裂筋などを圧迫した際に生じる圧痛であると考えられる.　その際，僧帽筋を通り越して深部の筋に刺鍼することになる.　しかし，僧帽筋は虚しているので，虚を貫く鍼を避けたい場合は，まず僧帽筋の補法の鍼や灸を行うことを選択する.

　だが，深部の筋の緊張が局所への刺鍼で十分な変化を起こさない場合は，遠隔部の治療や僧帽筋の局所周囲反応に治療を行うなど，視野を広げた治療をしなければならない.

⑦頭半棘筋

頭半棘筋は，頸部を直立させる，すなわち頭部と頸部を伸展させる働きの筋であるため，頭が前傾した場合には頭を支える働きをする．そのため，座して行う作業が多く，モニターなどの細かい動きに合わせた視線の維持を求められる現代人は，頭部を支える頭半棘筋を酷使する傾向にある人が多い．

頭半棘筋の浅部は僧帽筋が覆っているが，頸部の僧帽筋は薄い．その深部に頭半棘筋が走行しており，頸部を後ろから触診すると頸椎の両側に2本の棒状の筋が頭蓋下部から肩に向かって伸びているように感じるが，それが頭半棘筋である．

頭半棘筋に関連する経脈と経穴を**表Ⅵ-9**に示す．

1）遠隔治療

頭半棘筋部（浅部は僧帽筋）を膀胱経が走行している．したがって，刺鍼は足部膀胱経の金門（BL63），京骨（BL64），束骨（BL65），足通谷（BL66）となる（図Ⅵ-16右）．表裏関係の陰経の腎経上の然谷（KI2），水泉（KI5），照海（KI6）も（図Ⅵ-20）奏効するはずであるが，臨床上は半棘筋の緊張を緩解するのは足部膀胱経上の経穴のほうが効果的であることが多い．

WHOの標準部位に従うと，金門（BL63）～足通谷（BL66）は第五中足骨との関係で部位は示されているが，筋との関係は示されておらず，赤白肉際とだけ示されている．だが，WHOの定めた部では，経験上，遠隔治療の効果が十分でないことが多い．そのため，頭半棘筋が実の場合には，小指外転筋そのものに刺鍼する方法が臨床では効果的である．この場合，小指外転筋の表面に鍼尖を当てて雀啄するが，変化が十分でない場合は，さらに筋層内に鍼を進めて雀啄を行う[※]．

2）局所治療（図Ⅵ-24）

頭半棘筋は，頸部～背部上部（第三～第七頸椎の関節突起，第一～六胸椎横突起）から起始し，後頭骨底部に停止する細長い筋で，僧帽筋の深部に位置する．頸部では，後頸部の左右に縦に棒のように緊張しているのが触診で分かる筋である．頭半棘筋の頸部の経穴は天柱（BL10）と風池（GB20）があるが，頸の筋上には他に経穴はない．経穴はなくても，頭半棘筋上の腫脹，緊張，硬結が強い部を触診し，そこに刺鍼するとよい．慢性化した同筋のこり感（緊張）は直接の刺鍼で緩解することが少なくない．

また，肩甲間部で大杼（BL11）～心兪（BL15）付近までの脊柱起立筋を頭半棘筋が構成しているので，頭半棘筋と頸部の緊張および肩甲間部の緊張が関連していることを

表Ⅵ-9　頭半棘筋に関連する経脈と経穴

1）遠隔治療の経穴 　膀胱経・金門（BL63），京骨（BL64），束骨（BL65），足通谷（BL66） 　腎　経：湧泉（KI1），然谷（KI2） 2）局所治療の経穴 　天柱（BL10），風池（GB20），頭半棘筋頸部の緊張部 　大杼（BL11）～心兪（BL15）間の膀胱経1行線深部の緊張部

[※] 『新版　経絡経穴概論』[5]では，日本の教科書執筆委員会が独自に小指外転筋部としているが，『WHO／WPRO標準経穴部位』[6]には筋は示されておらず，「陥凹部，赤白間際」とのみ定められている．

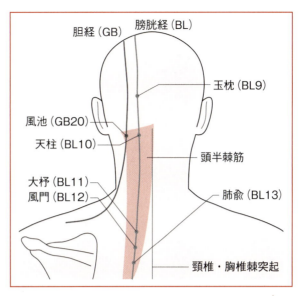

図Ⅵ-24 頭半棘筋に対する頸肩部局所治療の経穴

確認しながら局所治療を行うとよい．

⑧大菱形筋，小菱形筋

大・小菱形筋は，肩や上背部のこり感やつらさの要因となることが少なくない．両筋とも頸椎・胸椎（第六頸椎～第三・四胸椎）の棘突起から起こり，肩甲骨内側縁に終わっている．小菱形筋が上部で，下部に大菱形筋が位置する．

患者の肩こり感がある程度は改善したが，まだどこかすっきりしないという訴えがある場合，肩甲挙筋の肩部の緊張，あるいは頸・胸椎棘突起に近い側の菱形筋の緊張が残っていないか確認してみると，菱形筋の緊張が肩こりの症状を取り切れない要因となっていることがある（肩甲挙筋の項参照）．

大菱形筋，小菱形筋に関連する経脈と経穴を**表Ⅵ-10**に示す．

1）遠隔治療

菱形筋は，第六～七頸椎棘突起（小菱形筋），第一～四胸椎棘突起（大菱形筋）と肩甲骨内縁に付着する．僧帽筋の深部にあるので，少し圧をかけて触診する．

菱形筋の緊張は，第六頸椎～第三・四胸椎の棘突起に近い部分で感じることが多く，大鍾（KI4）の刺鍼で僧帽筋の状態が変化したにもかかわらず，肩部の内側深部（棘突起外側）で緊張が確認されるようであれば菱形筋の緊張を疑い，治療する．

僧帽筋の治療は大鍾（KI4），水泉（KI5）など，足関節内側の腎経の経穴に対して行う．深部内側の菱形筋をうまく変化させられないようであれば，踵骨の前側の照海（KI6），商丘（SP5）や中封（LR4）などへの治療を行う（図Ⅵ-22）．また，肩甲間部の菱形筋（大菱形筋）に緊張がある場合は，復溜（KI7）や交信（KI8）などの高さの腎経及びその周囲で治療を行う．

2）局所治療（図Ⅵ-25）

大・小菱形筋は肩部から背部にまたがっているが，その領域のなかで僧帽筋の深部，起立筋の浅部に位置する．胸部にある大胸筋・小胸筋によって肩部が常に前方に引っ張られる状態にあるので，大・小菱形筋は常時緊張して，後方への力を働かせることで肩・背・胸部の前後の力のバランスを取ろうとしており，菱形筋の緊張と胸筋の緊張は

表 Ⅵ-10 大菱形筋，小菱形筋に関連する経脈と経穴

1) 遠隔治療の経穴
   腎 経：大鍾（KI4），水泉（KI5）照海（KI6），復溜（KI7），交信（KI8）
   脾 経：商丘（SP5）
   肝 経：中封（LR4）
2) 局所治療の経穴
   小腸経：肩外兪（SI14），肩中兪（SI15）
   膀胱経：大杼（BL11），風門（BL12），肺兪（BL13），厥陰兪（BL14），心兪（BL15），
          附分（BL41），魄戸（BL42），膏肓（BL43），神堂（BL44），譩譆（BL45）

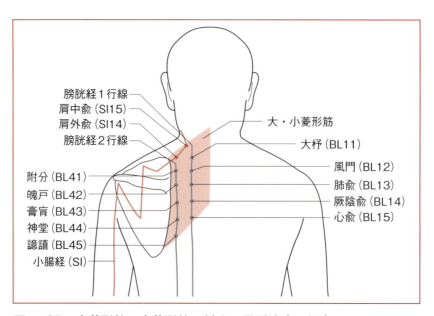

図Ⅵ-25 大菱形筋，小菱形筋に対する局所治療の経穴

相互に影響し合い，関係し合うと考えられる．

局所治療の場合，大杼（BL11）～心兪（BL15），附分（BL41）～神堂（BL44）が菱形筋部にある経穴である．菱形筋は僧帽筋の深部にあり，気胸を発症する可能性のある領域にあるので，それらの経穴への刺鍼は患者の体格を考慮し，刺鍼の深さの目処をあらかじめ立てておき，鍼先の感覚を慎重に捉えながら刺鍼する必要がある．

安全性を徹底するのであれば，たとえば，鍼の長さは 30 mm 以下にし，押し手の指の幅を残す深さにしか刺入しないなどの工夫をすることも一法である．

⑨脊柱起立筋（主に肩甲間部）

脊柱起立筋は一つの独立した筋ではない．棘筋，最長筋，腸肋筋の全体を総合して「脊柱起立筋」と呼んでいる．棘筋は脊椎にもっとも近く，しかも深い位置を走る．最長筋は棘筋の浅部～外側を走り，厚みがある．そして，さらにその外側を腸肋筋が走っている．最長筋と腸肋筋は，背部と腰部で筋の隆起を形づくる．

この現代解剖学の筋と鍼灸学の経脈との関係を推察すると，最長筋の中央の隆起のもっとも高い部のいくぶん外側に触診上感じられる縦の線が膀胱経の1行線，最長筋外側と腸肋筋とが重なって感じられる縦の線が膀胱経の2行線，また，棘筋は華佗経となるのではないかと考えられる．いずれにせよ，脊柱起立筋には膀胱経の1行線と2行線が走行しているので，膀胱経（と腎経）を中心に治療経穴を選択することになる．

脊柱起立筋に関連する経脈と経穴を**表Ⅵ-11**に示す.

1）遠隔治療

脊柱起立筋は，TCSの愁訴に必ずみられる症状のある部ではないが，TCS罹患後に腰痛や背部痛を訴える患者はおり，また，頸部の痛みや不快感などをかばっていて，背部や腰部に緊張感やつらさ，時には痛みが出現してきたと訴える場合もある.

肩甲間部では，膀胱経が脊柱起立筋の中央と外側に走行している．したがって，起立筋の遠隔治療は，膀胱経の足関節より近位部の附陽（BL59）と崑崙（BL60）の間に存在する反応に刺鍼する（**図Ⅵ-23**）．しかし，肩甲間部の反応が実のことが多いので，表裏関係にある腎経の太渓（KI3），復溜（KI7），交信（KI8）や周囲の反応部に刺鍼することのほうが多い（図Ⅵ-22）．もし，肩甲間部の反応が虚であれば，膀胱経の経穴を選穴することになる.

2）局所治療（図Ⅵ-26）

肩甲間部では，膀胱経の1行線が胸椎棘突起から1.5寸，2行線が胸椎棘突起から3寸の部を棘骨と平行に走行する．2行線が肩甲骨内側，1行線が肩甲骨内側縁と胸椎棘突起の間（の中央）と言い換えてもよいかもしれない.

肩甲間部は，膀胱経の1行線上には第1胸椎棘突起下縁の高さで，棘突起の外方の大杼（BL11）から始まって，風門（BL12），肺兪（BL13），厥陰兪（BL14），心兪（BL15），督兪（BL16），膈兪（BL17）があり，2行線には附分（BL41），魄戸（BL42），膏肓（BL43），神堂（BL44），譩譆（BL45），膈関（BL46）がある．1行線は起立筋中央付近，2行線は起立筋の外縁腸肋筋内側に当たるので，筋の幅や厚さを十分把握して刺鍼する必要がある．また，起立筋の外縁に当たる2行線は筋の厚みがほとんどないので，深さを間違わないようにする必要がある．肩甲間部は気胸を起こしやすい部位であることを念頭に置いておくべきである.

⑩棘上筋，棘下筋，および小円筋，大円筋

肩甲骨部は，上層部を僧帽筋（一部は三角筋）が覆っており，その深部に肩甲棘の上部にある棘上筋と下部にある棘下筋，さらにその下方に小円筋と大円筋が存在する（**図Ⅵ-27**）．棘上筋と棘下筋には，主に小腸経が走行している.

肩甲骨部に関連する経脈と経穴を**表Ⅵ-12**に示す.

1）遠隔治療

遠隔治療の際は，棘上筋と棘下筋，あるいは大円筋と小円筋を小腸経が走行していることから，小腸経を中心とした上肢での治療が基本となる．その場合は，小腸経あるいは表裏関係の心経への刺鍼となる．小腸経の場合は支正（SI7），小海（SI8）などが対

表Ⅵ-11　脊柱起立筋に関連する経脈と経穴

1）遠隔治療の経穴 　　腎　経：太渓（KI3），復溜（KI7），交信（KI8），「築賓（KI9）と交信（KI8）の間」の 　　　　　　　腎経反応部 　　膀胱経：崑崙（BL60），僕参（BL61），申脈（BL62），附陽（BL59），「飛揚（BL58） 　　　　　　　と附陽（BL59）の間」の反応部 2）局所治療の経穴 　　膀胱経：1行線と2行線の経穴，および同膀胱経上の反応部 　　　　　　　大杼（BL11）〜関元兪（BL26），天髎（TE15），附分（BL41）〜志室（BL52） 　　　　　　　の間の経穴および経穴間またはその周囲の反応点

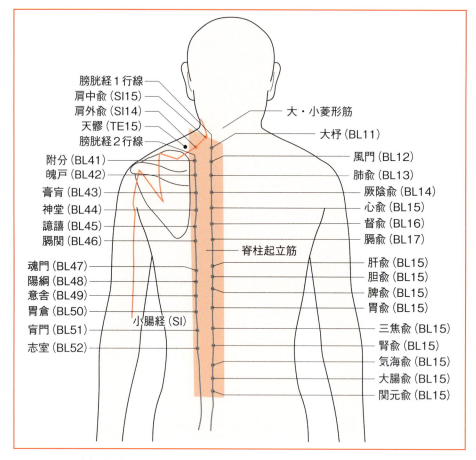

図Ⅵ-26 脊柱起立筋に対する局所治療の経穴

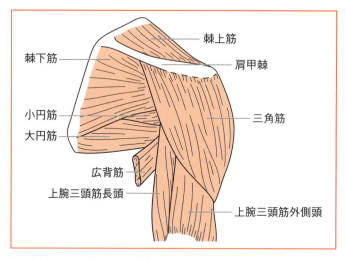

図Ⅵ-27 肩甲骨部深部の筋

象穴であるが（図Ⅵ-14上右），心経は少海（HT3），あるいは（心経の前腕部には，手関節に近い部以外には経穴が配当されていないが）支正（SI7）のレベルの心経上（前支正）を中心に反応を確認して刺鍼するとよい（図Ⅵ-14上右）．

このように上肢小腸経を中心とした治療が基本である．下肢の経脈は肩甲部には走行していないが，下肢の刺鍼も効果的である．

膀胱経での治療は，附陽（BL59）周囲や附陽（BL59）～崑崙（BL60）の間の反応への刺鍼を行う（図Ⅵ-23）．また，表裏関係で腎経の治療を行う場合は，太渓（KI3），

表VI-12　肩甲骨部に関連する経脈と経穴

1）遠隔治療の経穴
　　小腸経：小海（SI8），支正（SI7）
　　心　経：少海（HT3），心経上の反応部
　　膀胱経：附陽（BL59），附陽（BL59）〜崑崙（BL60）の反応部
　　腎　経：太渓（KI3），交信（KI8），復溜（KI7）
2）局所治療の経穴
　　棘上筋…小腸経：秉風（SI12），曲垣（SI13）
　　棘下筋…小腸経：天宗（SI11），臑兪（SI10）
　　　　　　三焦経：肩髎（TE14）
　　小円筋…肩貞（SI9）
　　大円筋…肩貞（SI9）

交信（KI8），復溜（KI7）のレベルおよびその周辺の反応部が対象である（図VI-20）.

また時に，胆経への刺鍼が奏効する場合もあるが，その場合は懸鍾（GB39）が中心となり，光明（GB37），陽輔（GB38），あるいは懸鍾（GB39）から足部方向へ下がった反応部への刺鍼となる（図VI-23）．表裏関係で懸鍾（GB39）の高さ〔つまり，三陰交（SP6）の高さ〕にある肝経上の反応部を探して刺鍼することが効果的な場合もある（図VI-22）.

2）局所治療（図VI-28）

肩甲骨部局所へ刺鍼する場合の選穴は，棘上筋には秉風（SI12），曲垣（SI13），棘下筋には天宗（SI11），臑兪（SI10），そして肩峰角のすぐ下部にある肩髎（TE14），また，小円筋や大円筋には肩貞（SI9）などになる（図VI-28）．いずれの場合も，それらの経穴の部位を目安にして，症状を訴える筋を触診し，その周囲にある反応を確認したうえでそれらの反応を取る刺鍼を行う.

⑪大胸筋

大胸筋は前胸部を占める大きな筋で，上腕骨結節間溝の大結節稜と鎖骨の内側（胸骨側）半分（鎖骨部），胸骨および第二〜六肋軟骨（胸肋部），第七肋骨，腹直筋鞘最上部の前葉に付着する（図VI-29）．作用は，上肢の内転，屈曲，内旋である.

大胸筋に関連する経脈と経穴を**表VI-13**に示す.

1）遠隔治療

大胸筋部を走行する経脈は腎経，胃経，脾経，肝経，胆経，心包経が主である（それに加えて任脈も関係すると考えられる）（図VI-30）．大胸筋に対応する遠隔部の経穴としては，腎経は太渓（KI3），復溜（KI7），交信（KI8）（図VI-20），胃経は下巨虚（ST39）から解渓（ST41）の間の反応部（図VI-5），脾経は「商丘（SP5）から三陰交（SP6）の間」の反応部（図VI-10），肝経は「中封（LR4）から蠡溝（LR5）の間」の反応部（図VI-17），胆経は光明（GB37），陽輔（GB38），懸鍾（GB39），「懸鍾（GB39）と丘墟（GB40）の間」の反応部（図VI-18右），心包経は郄門（PC4），間使（PC5）など（図VI-14上左）である.

2）局所治療（図VI-30）

大胸筋局所には，腎経の歩廊（KI22）〜兪府（KI27），胃経の気戸（ST13）〜乳根（ST18），脾経の食竇（SP17）〜周栄（SP20），肝経の期門（LR14），胆経の日月（GB24），心包経の天池（PC1）の各経穴が刺鍼対象経穴である（図VI-30）．ただ，大

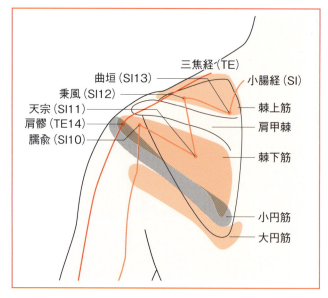

図Ⅵ-28　肩甲骨部に対する局所治療の経穴

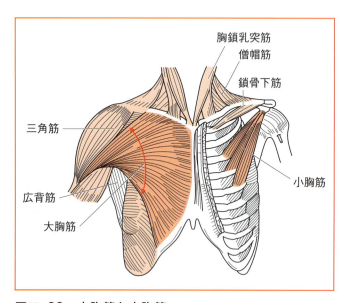

図Ⅵ-29　大胸筋と小胸筋

表Ⅵ-13　大胸筋に関連する経脈と経穴

1) 遠隔治療の経穴
 腎　経：太渓（KI3），交信（KI8），復溜（KI7）
 肝　経：解渓（ST41）の上下
 脾　経：商丘（SP5）と三陰交（SP6）の間
 胆　経：光明（GB37），陽輔（GB38），懸鍾（GB39）
 　　　　懸鍾（GB39）〜丘墟（GB40）の反応部
2) 局所治療の経穴
 腎　経：歩廊（KI22）〜兪府（KI27）
 胃　経：気戸（ST13）〜乳根（ST18）
 脾　経：食竇（SP17）〜周栄（SP20）
 肝　経：期門（LR14）
 胆　経：日月（GB24）
 心包経：天池（PC1）

胸筋は胸郭を覆ってはいるが，肋骨より浅部に位置するので，刺鍼の際の鍼先は肋骨より浅い部にある大胸筋内に留めなければならない．特に，胸部の経穴はすべて肋間にあるが，刺入は肋間筋より深くすべきではない．しかし，大胸筋から肋間筋に移行する際の鍼先の感覚は分かりにくいので，刺入前に触診により肋骨上において大胸筋の厚さを確認し，それ以上刺入深度を深くしないようにする（図Ⅵ-31）．

⑫小胸筋

小胸筋は，大胸筋の深部で胸部の外上方部にあり，肩甲骨の烏口突起と第二（三）肋骨〜第五肋骨の前面に付着する（図Ⅵ-28）．その作用は，肩甲骨の回旋，または肩甲骨を引き上げるか，肋骨（第三〜第五）を引き上げることである．逆に考えると，小胸筋は肩甲骨を胸部肋骨に固定しようと働く．そのため，腕を下方に引く動きにより損傷を

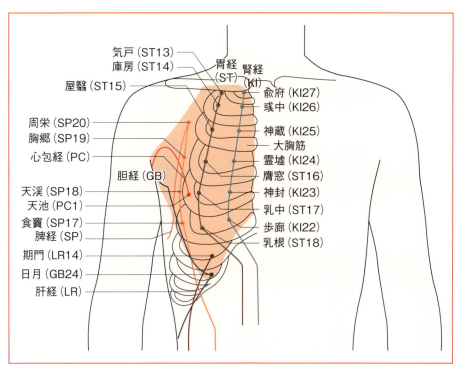

図Ⅵ-30 大胸筋に対する局所治療の経穴

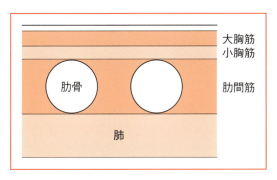

図Ⅵ-31 大胸筋部と肺の関係

表Ⅵ-14 小胸筋に関連する経脈と経穴

1) 遠隔治療の経穴
　脾　経：商丘（SP5），三陰交（SP6），および両経穴の間の反応部
　肺　経：尺沢（LU5），孔最（LU6），列欠（LU7）
2) 局所治療の経穴
　脾　経：胸郷（SP19），周栄（SP20）
　胃　経：屋翳（ST15），膺窓（ST16），乳中（ST17）
　肺　経：中府（LU1）
　心包経：天池（PC1）

受けやすい．
　小胸筋に関連する経脈と経穴を**表Ⅵ-14**に示す．
1) 遠隔治療
　前述のように，小胸筋が過緊張を起こしている場合，上肢挙上の際に上肢へ走行する神経や血管が小胸筋により圧迫され，上肢にしびれや痛みが発症することがある（小胸筋症候群）（p54）．これはTCS後に発症しやすい症状でもある．もちろん，上肢症状の発現は頸椎由来のこともあるが，小胸筋の問題の場合も少なくない．
　また，浅部にある大胸筋の緊張と深部にある小胸筋の緊張を間違わないように触診で鑑別する．
　小胸筋の浅部にある大胸筋を走行する経脈から考えて，小胸筋と関連する経脈は脾経が主であるが，肺経も若干関係する．脾経の経穴は商丘（SP5）および商丘より上方の反応部（**図Ⅵ-31**），表裏関係の胃経の経穴は解渓（ST41），衝陽（ST42），あるいは解渓（ST41）より上方の下腿下部の反応部（**図Ⅵ-5**），肺経であれば尺沢（LU5），孔最（LU6），列欠（LU7），およびその周辺である（**図Ⅵ-14**上左）．脾経は足関節内側

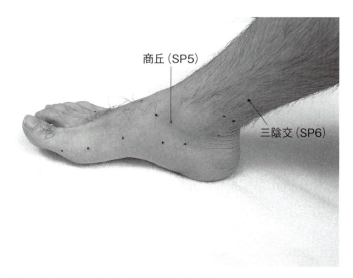

図Ⅵ-32　小胸筋に対する遠隔治療の経穴

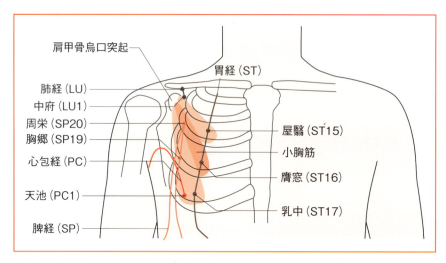

図Ⅵ-33　小胸筋に対する局所治療の経穴

の足根骨や脛骨の内側部であるので，結合組織の反応を確認して，その反応に的確に刺鍼する必要がある．

2）局所治療（図Ⅵ-33）

小胸筋の浅部にある大胸筋に位置する経穴は，脾経の胸郷（SP19），周栄（SP20），胃経の屋翳（ST15），膺窓（ST16），乳中（ST17），また，肺経の中府（LU1），そして，心包経の天池（PC1）である（図Ⅵ-33）．中府（LU1）を除いて，他の経穴は深部に肺野があり，気胸を発症するリスクを回避するため，これらの経穴に対する深刺しは避けるべきである．大胸筋の「2）局所治療」の後半で述べたように，肋間にある経穴に対して，肋骨より深部に入れないように気をつける．もし自信がなければ，鍼の長さを最初から短く肋間以上に深く入らないか，遠隔治療で変化させる方法を選ぶとよい．

（形井　秀一）

文　献

1）形井秀一：治療家の手の作り方．六然社．2001，p176．
2）形井秀一：治療家の手の作り方．六然社．2001，p168．

3）日本古医学資料センター監修：鍼灸医学典籍大系　鍼灸重宝記. 出版科学総合研究所，1978，p1～159.

4）藤原義文，山王商事：鍼灸マッサージに於ける医療過誤―現場からの報告―. 森の宮医療大学出版部，2004.

5）日本理療科教員連盟，公益社団法人東洋療法学校協会編，教科書執筆小委員会著：新版　経絡経穴概論. 第2版，医道の日本社，2013，p146-8.

6）WHO 西太平洋地域事務局著，第二次日本経穴委員会監訳：WHO/WPRO 標準経穴部位　―日本語公式版―. 医道の日本社，2009.

VII 上下肢刺鍼が体幹の所見改善に奏効するメカニズムの臨床的検討

　前章では，TCS に対する鍼灸治療について，遠隔治療を中心に，局所治療も合わせて，筋肉ごとにどの経穴やその他の組織に刺鍼するかを述べた.

　そこで，本章では上下肢の刺鍼が頸肩部や頭面部の愁訴や所見に影響を与える現象のメカニズムを検討してみたい.

1 愁訴部位に対する遠隔鍼治療の影響

頸肩背部の体表所見（体表皮膚温および軟部組織の緊張と弛緩）

　鍼灸外来で治療を行う場合，通常，画像所見や血液検査の数値などを知るためには，患者に整形外科で行われた検査結果を持参してもらわなければならない. 鍼灸施術所ではそれらの検査を行うことはできないので，通常は画像等のデータは自分の施術所では得られない.

　しかし，鍼灸は体表の経穴や反応に治療を行うため，体表に表現された病態を把握し，それを正常な状態に戻す治療を行う必要があるので，触診により問題を把握することになる[注1]. 鍼灸臨床で行う触診には，脈診，腹診，候背診（背腰部・胸腹部など），経脈の状態を全身的に診る，などが考えられる.

　本項では，体表の皮膚温と触診所見が画像とどのような関係にあるかをみる.

①皮膚温について

　満渕は，「いわゆるむち打ち症候群など」の「診断に関する大きな問題点の一つ」として，「所見が自覚症状のみで客観的症状に乏しく，構造画像診断法では異常所見を呈しない症例が多く存在すること」をあげ，サーモグラフィ診断について「交通事故障害の有無を客観的かつ鋭敏に検出し得る有用な検査法であると思われる」[1]，あるいは「CT，MRI，ミエログラフィ等の臨床検査法によっても異常を検出し得ぬ症例においても，（中略）患者の訴えの部位に異常像を認める場合が少なからず認められる」[2]と，その有用性を述べている. また，荒武ら[3]も，その理論の裏付けとなる症例を呈示している.

　体表の触診所見については，第Ⅴ章（p41）を参照されたい.

1）体表触診所見と皮膚温の関係，症例1

　図Ⅶ-1 は症例1の MRI 画像である. 以下に，簡単に症例を紹介する.

> **症例1**
> ・40 歳，男性，団体職員. 174 cm，82 kg
> ・初診日：X 年 4 月 13 日

注1：「Ⅴ. TCS の鍼灸治療のための触診」で述べたように，触診は厳密な意味では客観的ではない. しかし，施術者の感覚とは言え，患者の主観的な愁訴と比較すれば，客観的という表現も許されるかも知れない. しかし，施術者には客観的な判断に近づける訓練が求められる.

- 主訴：頸部痛（左右に感じるが，左のほうが強い），腰痛，左下肢痺れ
- 医師の診断：脊髄症，頸椎捻挫，腰椎捻挫，（上下肢の腱反射亢進）
- 画像検査：X-P，MRI（図Ⅶ-1）
- 現病歴：
  X-1年10月3日　自動車事故．翌日から整形外科に通院，牽引や低周波治療を行ったが効果なし．
  X年3月18日　別の整形外科に転院．同整形外科にて鍼灸治療を勧められて紹介された．コルセットを処方された．服薬なし．
- 既往歴：
  X-7年　急性腰痛
  X-10年　交通事故遭遇
- 現症：
  心理テスト　SDS：33，CMI：Ⅰ（うつと神経症の問題なし）
- 体表触診所見：
  右側　胸鎖乳頭筋，肩甲挙筋（頸部），斜角筋，僧帽筋（頸・肩・背部）が緊張
  左側　胸鎖乳突筋と半棘筋，肩甲骨内側が緊張，左肩甲骨内上部の筋および結合組織の弾力がない（図Ⅶ-2）
- 鍼灸治療の経過：途中から頭痛出現
  5か月間（治療23回）で，自覚的には20％くらいの変化しかなかった．
  8月に傷害保険の支払いが停止，終了．
- 愁訴や触診所見：
  ①左頸部痛，②右肩背部の過緊張，③左背部の弾力がない状態
- NRSの変化
  X年4月13日　第1診　TX前10→TX後9（頸肩部NRS）
  X年5月18日　第8診　TX前 9→TX後8
  X年6月19日　第12診　TX前 9→TX後8
  X年7月17日　第16診　TX前 9.5→TX後8.5
  X年8月17日　第18診　TX前 9.5→TX後8
  （8月3日　損害賠償保険での治療は打ち切り，現在示談交渉中）

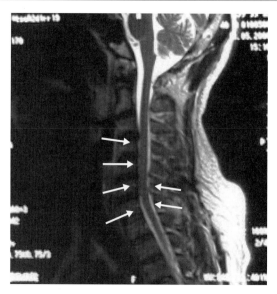

図Ⅶ-1　症例1のMRI画像

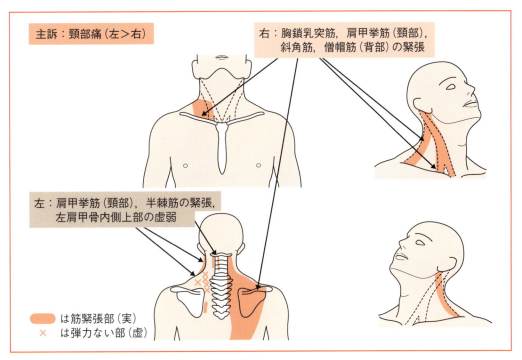

図Ⅶ-2 症例1の体表触診所見（第1診）

　以上のように頸髄の問題があり，最終的には患者の満足する治療効果が上がらなかった症例であるが，この症例の体表触診所見とサーモグラム（**図Ⅶ-3**）を示す．

(1) 体表触診所見と体表の皮膚温（サーモグラム像）

　主訴は頸部痛で，左右痛みを感じるが左側のほうが強く，左は肩部まで痛さを感じている．体表所見としては，主訴のある側（左）の肩甲挙筋と頭半棘筋が緊張しており，主訴と反対側の右の胸鎖乳突筋，肩甲挙筋（頸部），斜角筋，僧帽筋（頸・肩・背部）も緊張していた．しかし，それらの筋緊張所見に対して，左の肩甲骨内側上部の筋および結合組織の弾力がなかった（**図Ⅶ-2**）．

　一方，サーモグラムで体表の皮膚温をみると，肩〜背部にかけて左側が低くなっていることが分かる（**図Ⅶ-3**）．

(2) 体表温の低下と「虚」

　このように，体表の緊張や力なさ（弾力がない部）と皮膚温の関係をみると，緊張部と弾力がない部で皮膚温が異なっており，弾力がない部の皮膚温が緊張部より低くなっていて，反対に緊張のある部の皮膚温が高くなっていることが分かる．満渕は「一般のむち打ち障害の場合には，疼痛・知覚異常に伴った体表温の低下のみを示す場合が多い」[1]と述べている．

　このような触診所見を鍼灸学では「虚」[注2]の状態と表現する．一方，右側の頸・背部のように緊張や膨隆などの部を「実」[注3]という．

　注2：虚は，皮膚部の低温，湿潤（発汗），黒っぽい，青白い，また同部の軟部組織が力ない（弾力がない），陥凹しているなどの状態を意味する．

　注3：実は，皮膚部の高温，乾燥（発汗できない），発赤，同部の軟部組織が緊張，膨隆，また，硬結があるなどの状態を意味する．

　補足：実と虚を比べると，一般的に急性期に実が生じやすく，慢性期になると虚になると考えられている．ただ，頸髄症のような病態は，満渕の言うように体性-自律神経が初期から発生している可能性があり，そのような場合には急性期から皮膚温低下を招く可能性が考えられる．

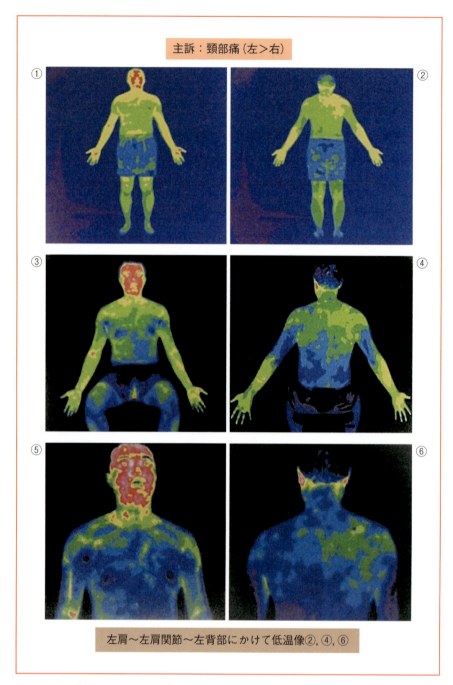

図Ⅶ-3　症例2のサーモグラム

　満渕はさらに，その機序の一つとして考えられるのは，「いわゆる体性・自律反射」とし，「交感神経の出力を亢進し，このために当該部位の血管運動の亢進・収縮をきたし，皮膚血流の減少を生じ，その結果，体表温の低下を生じる」と述べている[1]．

2）遠隔刺鍼による頸肩部皮膚温の変化，症例2

　頸肩部の皮膚温に遠隔刺鍼がどのような影響を与えるかをサーモ像で示す．以下に症例を示す．

症例2
・32歳，男性，会社員．身長176 cm，体重78 kg．血圧143/84 mm/Hg
・主訴：右頸肩部の張り感
・診断病名：頸椎捻挫（TCSの型分類：頸椎捻挫型）

- 現病歴：X-1年11月下旬に，T字路を左折するために停止している時に，後から追突された．直後症状はなかったが，事故後2日目，起床時に主訴が出現した．大学病院を受診し，X-P，MRI所見からストレートネックを指摘される．消炎鎮痛剤と筋弛緩剤，湿布，軟膏，ポリネックカラー固定が処方された．週に1回牽引を行うが症状が改善しないため，X年3月に当外来に来院した（事故後118日目）．
- 現症：頸部の理学的検査には，異常所見は診られなかった．また，頸部の可動域も正常範囲であった．
- 既往歴，合併症に特記事項はなかった．
- 経過：治療期間は7日間．治療回数は3回で改善し，合意終了となった．

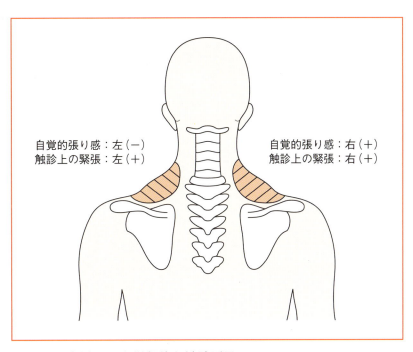

図Ⅶ-4　症例2の自覚部位と触診所見

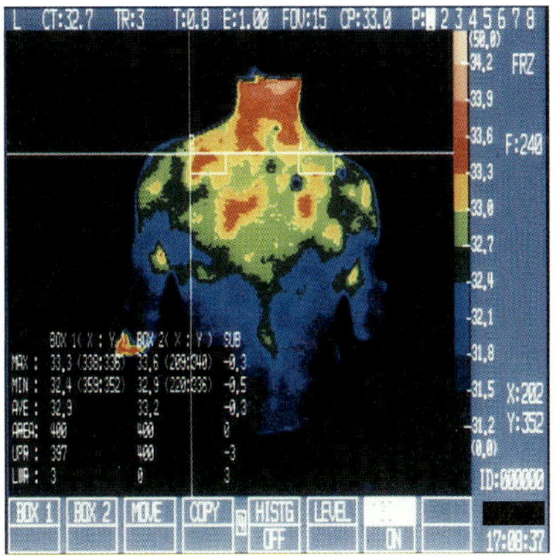

JEOL
THERMOVIEWER
JTG-4310S

図Ⅶ-5　TCS患者の頸肩部皮膚温

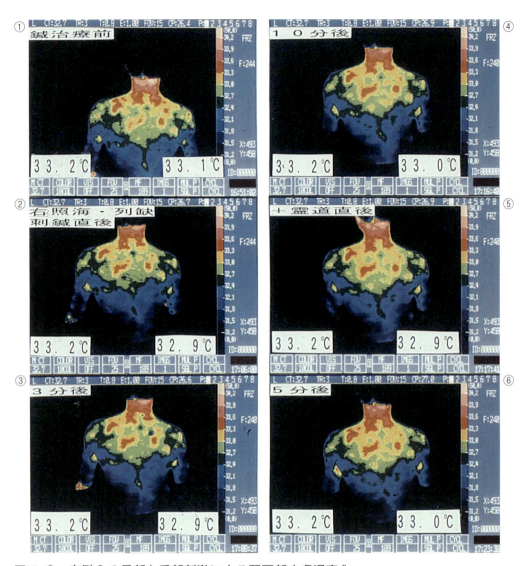

図Ⅶ-6　症例2の足部と手部刺激による頸肩部皮膚温変化

　患者の主訴は右肩部のみの張り感であったが，体表触診所見では左右の肩部に同程度の緊張がみられた（**図Ⅶ-4**）．

　図Ⅶ-5のように，肩部両側のエリアの平均温度の経時的変化を，手部と足部に鍼刺激をしながら比較・検討した．

　刺激は，右足部の照海（KI6）と右手関節近位の列欠（LU7）に数mmの深さで置鍼[注4]を，また途中で右霊道（HT4）にも数mmの深さで置鍼をした．

　図Ⅶ-6にみるように，鍼刺激前，刺激側（右）は33.1℃，無刺激側（左）は33.2℃であった（①）．右の照海（KI6）と列欠（LU7）に置鍼をすると直後に，刺激側（右）の温度は32.9℃に低下した（②）．3分後まで32.9℃を維持していた（③）が10分後に温度が上昇しはじめた（④）ので，右霊道（HT4）に置鍼を追加したところ，32.9℃にふたたび低下した（⑤）．しかし，5分後には，33.0℃へと上昇した（⑥）．

　この変化をグラフで示すと**図Ⅶ-7**のようになる．刺激を与えていない左肩の体表温

注4：置鍼は，刺鍼して，一定の深さに鍼を入れたまま，数分〜数十分，鍼をそのままにしておく施術方法である．

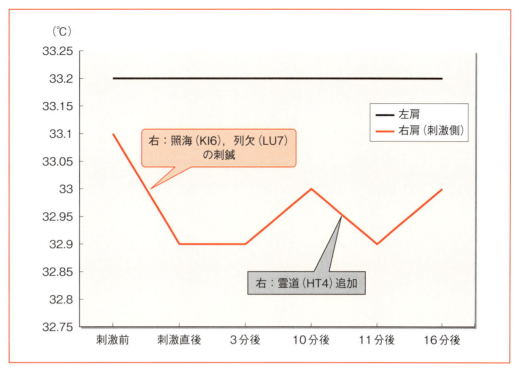

図Ⅶ-7　鍼刺激による肩部の皮膚温変化

は一貫して33.2℃を維持したが，足関節と手関節付近〔照海（KI6），列欠（LU7）と霊道（HT4）〕に刺激を与えた右側の体表温は，刺激を与えるごとに温度低下を示し，その後，上昇することが確認された．

このように，肩部から遠隔である足関節と手関節付近に刺鍼することで，同側の肩部温が減少することが確認された．この機序は，体性-自律神経反射によるものであると考えられるが，今後さらに検討する必要がある．

（形井　秀一）

頸肩背部の体表所見に対する遠隔治療の影響

次に，触診による体表所見の把握と遠隔治療による局所所見の変化について，TCSではないが，病象が類似する「頸肩背部痛」に対して，上下肢の遠隔鍼灸治療が奏功した症例で，遠隔治療が頸部所見に及ぼす影響について紹介する．

①はじめに

肩こりをはじめ，頸肩部の痛みに対しては鍼灸治療が奏功することが多い．特に，器質的ではなく，機能的な問題が主体の頸肩部痛は奏功することが多いが，器質的な問題があっても，保存療法としての鍼灸治療が有用であることは少なくない．また，鍼灸治療方法は大まかに分けて，愁訴局所に直接治療する方法と局所から離れた遠隔部位に治療する方法，あるいはその両者を併用する方法がある．

今回，何年かおきに頸肩痛を繰り返している患者に対し，上下肢のみに刺鍼し，良好な結果を得たケースに遭遇したので報告する．

②上下肢への遠隔治療が頸肩部痛に与える影響，症例3

症例3

・60歳，男性，教員．身長177cm，体重73kg

・初診：X年3月9日，右頸肩部痛を主訴として来院．

・現病歴：X年2月中旬より，雪かきが原因で右の頸部，肩上部，肩甲間部に痛みが出現し，それが続いていた．さらに，初診の前日にソファーでうたた寝をした後に痛みが増悪したので，鍼灸治療を希望して筑波技術大学保健科学部附属東西医学統合医療センター（以下，当院）を受診した．

・合併症：高血圧と頸椎椎間板ヘルニア，頸部脊柱管狭窄症．高血圧はX-5年から続いており，ノルバスク，プロブレスを服薬し，コントロールされている．また，椎間板ヘルニアと頸部脊柱管狭窄症は，X-3年に指摘されているが，症状出現時にカラー固定をしたり，抗炎症薬を使用したりして，その都度，症状は寛解している．

・既往歴：X-1年，いわゆる五十肩（右側）．また，X-3年1月～3月に，右肩甲間部痛，右上肢のしびれを主訴として当院を受診し，6回の鍼灸治療で緩解．X-2年7月～9月に，両頸肩部痛，右肩の運動時痛，両手指の感覚のにぶさを主訴として当院を受診し，6回の鍼灸治療を行い，緩解した．日常生活ではパソコン作業と講義での板書動作が多く，同部に負荷がかかりやすい状況である．

・現症：しびれ等の上肢症状はない．頸部のカラー固定と市販の抗炎症薬の塗布により若干軽快した．痛みのため，寝返りが困難である．

・MRI画像：**図Ⅶ-8**に示すように，C3/4, C4/5, C5/6にヘルニアの画像が確認できる．

・理学的検査所見

頸部可動域　屈曲60°，伸展65°，右側屈20°，右回旋55°で，主訴部の痛みと右上腕外側部に違和感が出現．

理学検査　右アレンテスト，右モーリーテスト（右上腕外側に違和感）が陽性．

腱反射　右上腕二頭筋腱反射亢進

体表所見　触診により，右肩上部，右肩甲骨上角，右肩甲骨下角の皮膚・皮下が力なく，陥凹していることが確認できた．右肩甲間部右側膨隆，左肩上部に筋緊張が確認できた（**図Ⅶ-9**）．

・治療方針：頸椎疾患の合併に加え，日常生活上の負荷の増大により出現した頸肩背部痛と推定した．そして，触診により確認された頸肩部の体表所見と関連のある前腕と下腿に出現している反応を変化させることとした．

・治療法：頸肩部の反応を変化させる上下肢の反応点を治療点として選穴した[4]．①右僧帽筋肩部，右肩甲骨上角・下角内側の陥凹（鍼灸学では虚の状態）の改善を目的に，右崑崙の上方4～5cmの部，また，右の復溜（KI7），大鍾（KI4），少海（HT3）に置鍼した．②左肩上部の筋緊張改善の目的で，左の大鍾（KI4）に置鍼した．

1～2週間に1回の頻度で，8週間に合計6回の治療を行い，自宅での灸（棒灸）

も指導した.
- 評価：今回の鍼灸受診以前に感じた頸肩背部痛でもっとも症状の強かった程度を10とし，毎回の鍼灸治療前後の痛みを11段階のNRS（Numerical Rating Scale）を用いて評価した．

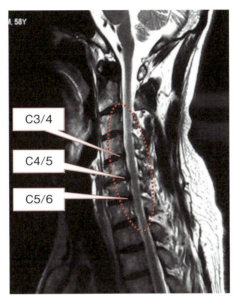

図Ⅶ-8　症例3のMRI画像

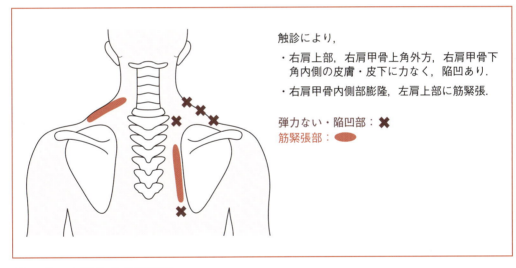

図Ⅶ-9　症例3の体表所見

③経過

第1診の治療直後にNRSは半分（5）となり，第2診目まで右肩上部と右肩甲骨上角の陥凹が消失し，その日の治療後のNRSは0となった（図Ⅶ-10，11）．しかし，その後，出張による疲労のため1週間後に再燃し，第3診の治療前には主訴はふたたび10になった．体表所見は，主訴部の肩甲間部（右側）の膨隆（実）と右腋窩後面に陥凹（虚）が触診できた．そこで，第3診目では，陰経の復溜（KI7），公孫（SP4），中封（LR4），大鍾（KI4），孔最（LU6）への置鍼と，少海（HT3）への棒灸を行い，膨

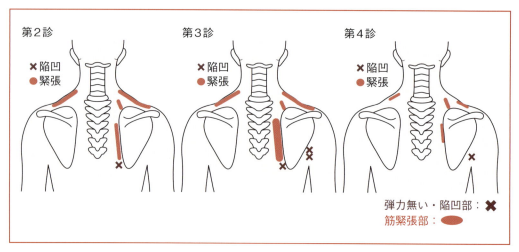

図Ⅶ-10　体表触診所見の変化

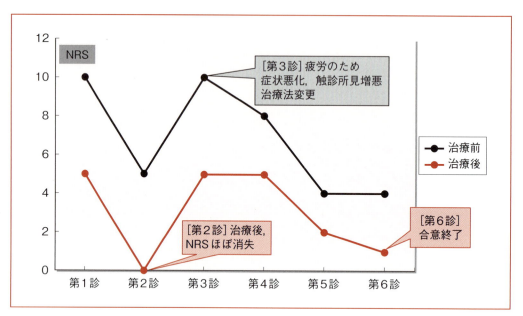

図Ⅶ-11　施術ごとの NRS の変化

隆の縮小や緊張緩和を目的とした治療へと変更した．第3診治療後にはNRSは5となったが，第4診ではNRSは8と戻っていた．第3診の治療後，数日間は楽であったが，右肩甲骨内縁の痛みは続いた．頸部カラー固定や肘への灸をすると症状は軽減するということであった．第4診の治療で，治療前8だったNRSが治療後5になった．第5診では，第4診の治療後の緩解の感じが続いていて，右上肢外側の違和感は残存しているものの，不明瞭となってきた．NRSは，治療前が4であったが治療後2と改善がみられた．第6診では，NRSが治療前4から治療後1へと軽減したので，第6診で合意終了とした．第6診の治療終了時の検査では頸部動作時痛は陰性，右モーリー・テストは陰性，右アレン・テストでは脈が減弱するだけで上肢の症状は再現されなかった．

全治療期間を通じ，患者は，カラー固定はほぼ毎日，抗炎症塗布薬は症状がつらい時のみ使用したということであった．

④ NRS の変化

NRSにより自覚症状の変化を図Ⅶ-11に示す．

各回の鍼灸治療による治療前後の症状の変化は，NRS の数値で 2〜5 であった．また，症状が緩解しても，日常生活で症状を増悪させるイベントがあると症状は悪い状態に戻ろうとする傾向にあった．この NRS の数値の動きは，体表触診所見の強弱の動きと関連し合っているようにみえる．

頸肩背部の体表所見と遠隔治療のメカニズムについて

以上のように，体表所見の触診により把握できる体表のさまざまな病態（＝緊張や弾力のなさ，熱感，冷感，無汗，発汗状態など）は，患者の愁訴との関連で，術者が把握でき，治療の際の治療対象や評価対象となる重要な所見となる．

2003 年に著者（形井）らが報告し[5]，また，上記したサーモグラフィや触診により確認した温度や体表反応の変化でも示したように，頸肩背部の所見（ここでは，TCS 等による頸肩背部の緊張や力なさ，など）は，局所への鍼灸治療のみならず，遠隔部への治療によっても改善することが，期待される．

この局所刺激と遠隔部刺激が局所の体表所見にどのように影響するかという研究は，これまで，様々な形で試みられてきたが，その一部を示して，鍼灸刺激が生体に及ぼす影響，また，臨床的な効果のメカニズムを考察する．

鍋田ら[6]は，鍼，灸を施術した際に，局所の皮膚に現れるフレアを，松本ら[7]，仙骨部に温熱刺激をした際，刺激部周辺の局所に生じる血管拡張現象を，また，坂井ら[8]，筋パルスと神経パルスが筋血流量を増加させることを，それぞれ報告した．そして，それらの局所現象は軸索反射と皮膚交感神経活動抑制（および液性調節＝CGRP）によると考察した．

また，森，西條は[9]，心拍数を指標として鍼刺激が生体に影響するメカニズムを，Sato らは[10]，鍼刺激がラットの膀胱排尿収縮に及ぼす効果を，釜付らは[11]，足部の灸刺激が切迫流産患者に有用であることを，内田らは[12]は，ラットの足蹠と会陰部へのピンチ刺激が，子宮の血流と運動に影響を与えるとそれぞれ報告した．これら一連の研究は，鍼灸刺激が先に示した局所反応のみではなく，体性—内臓反射を介した全身性の反応をも引き起こす現象のメカニズムに迫るものであり，鍼灸治療が痛みを中心とした運動器系の愁訴のみならず，内科系の問題にも有効であることを裏付けるものである．そしてまた同時に，遠隔部への鍼灸治療が，生体のさまざまな愁訴に対応する療法であることを示唆するものである．

（形井　秀一，髙室　仁見，前田　尚子，近藤　かのこ，藤原　いづみ）

文　献

1) 満渕邦彦：外傷性頸部症候群のサーモグラフィ診断. Orthop, 6(12)：51-60, 1993.

2) 満渕邦彦：交通事故後後遺障害診断におけるサーモグラフィの応用. 日本医事新報, 3480：37, 1991.

3) 荒武郁朗, 米盛　学, 中村達朗, 他：頸椎疾患におけるサーモグラフィの意義. Biomedical Thermology, 9(1)：121-3, 1989.

4) 形井秀一：治療家の手の作り方―反応論・触診学試論―. 六然社, 2001, p168, 176.

5) 形井秀一, 松本　毅, 中村伊佐雄, 植月祐子：妊娠中の腰痛と外傷性頸部症候群に対する上下肢刺鍼の効果. 全日本鍼灸学会誌, 53(1)：21-7, 2003.

6) 鍋田智之, 古田高征, 北小路博司, 他：局所血流動態の変化. In：丹沢章八, 尾崎昭弘監修：鍼灸最前線―科学化の現在と臨床の展開. 医道の日本社, 1997, p32-3.

7) 松本　毅, 木村友昭, 形井秀一, 波多野義郎：灸刺激が仙骨部の血流量に及ぼす影響について. 日本温泉気候物理医学会雑誌, 68(2)：96-101, 2005.

8) 坂井友実, 安野富美子, 田和宗徳, 矢野　忠：低周波鍼通電療法の臨床的研究. 日本温泉気候物理医学会雑誌, 67(2)：87-108, 2004.

9) 森　英俊, 西條一止：鍼刺激と人の自律神経機能. In：鍼灸最前線─科学化の現在と臨床の展開. p44-45.

10) Sato A, Sato Y, Suzuki A：Mechanism of the reflex inhibition of micturition contractions of the urinary bladder elicited by acupuncture-like stimulation in anesthetized rats. Neuroscience Research, 15(3)：189-98, 1992.

11) 釜付弘志, 金倉洋一, 野村裕久, 他：切迫早産患者に対する灸療法の有用性について. 日本東洋医学雑誌, 45(4)：849-58, 1995.

12) 内田さえ, 志村まゆら, 佐藤優子：子宮の神経性調節と鍼灸. 全日本鍼灸学会誌, 49(4)：555-64, 1999.

Ⅷ TCS に対する鍼灸治療の効果について

　TCS に対する鍼灸治療に関する報告は多くはないが行われてきた．しかし，論文数が少ないうえ，その大半が 1 症例から数例の報告であったり，鍼灸の有用性を認める立場で書かれた内容ではあるが，まとまった症例集積による鍼灸治療効果の検討をした論文ではなかったり，あるいは座談形式のものであった．以下に概要を説明する．

1990 年代までの TCS に対する鍼灸治療効果の臨床報告論文

　1990 年代までの臨床報告のうち，TCS のみを対象とし，症例数がまとまった鍼灸臨床効果の検討報告論文は，徳地ら[1] のものがある．

　徳地らは，病院の東洋医学科を受診した「むち打ち症」61 例を対象とし，中医学理論に基づいて，刺鍼，灸頭鍼，漢方エキス剤，湯液等で治療を行い，土屋の病型分類ごと[2] の効果判定を行った．その結果，61 名（男性 34 名，女性 27 名）中，著効 9 名（15％），有効 48 名（78％），無効 4 名（7％）で，特に頸椎捻挫型と根症状型に効果が高く，バレ・リュー型や混合型には無効例の割合が高かったと報告した[1]．

　この時期，海外の TCS に対する鍼灸治療の論文はみられず，Cochrane Database[3] でも，TCS に対する保存療法として局所温/冷治療，頸部カラー固定，超音波，牽引，マッサージ，関節運動，運動法，パルス電磁波療法，リハビリテーションがあげられているのみで，鍼灸治療はなかった．

1990 年代までの頸部痛に対する鍼灸治療の有効性についての論文

　ただし，1990 年代までには，TCS ではないが，症状出現の主体の部位が TCS と同様の頸部痛に対する鍼灸治療研究論文について，システマティックレビューとメタアナリシスが報告されている（**表Ⅷ-1**）．

　1982 年に Coan ら[4] から鍼の最初の RCT 論文が出され，統計的に有意に効果的であったと報告された．1997 年に White ら[5] による最初のシステマティックレビューが出されたが，鍼が頸部痛に有効とする仮説は支持されなかった．しかし，2006 年に Trinh ら[6] により，10 研究論文に関する 2 つめのシステマティックレビューが出され，

表Ⅷ-1　頸部痛に対する鍼灸治療の研究論文（システマティックレビューとメタアナリシス）

- 最初の RCT，Coan ほか（1981 年）；
  鍼は統計的に有意に効果的であった．
- 最初のシステマティックレビュー，White, Ernst（1997 年）；
  鍼が頸部痛に有効とする仮説は支持されなかった．
- 2 つめのシステマティックレビュー，Trinh ほか（2006 年，10 研究論文）；
  中等度のエビデンス：10 論文中 5 論文
  コントロール：偽鍼（非経穴，minimal 鍼），物理療法，マッサージ，偽電気鍼，偽 TENS，待機
- 3 つめのシステマティックレビュー，Fu ほか（2009 年，14 論文）；
  肯定的な結果：14 論文中 11 論文
  コントロール：待機，物理療法，マッサージ，偽鍼，偽 TENS，保存療法

Trinh らは，10 論文中 5 論文が有効であるとし，エビデンスは中等度であった．これらの論文のコントロールは偽鍼（非経穴，minimal 鍼），物理療法，マッサージ，偽電気鍼，偽 TENS，待機，であった．さらに，2009 年には，Fu らによる 14 論文を対象とした 3 つめのシステマティックレビューが出され，14 論文中 11 論文で有効であるとする肯定的な結果が示された[7]．これらの論文のコントロールは，待機，物理療法，マッサージ，偽鍼，偽 TENS，保存療法であった．

2000 年代以降の TCS に対する臨床報告論文

2000 年代以降には，TCS に対する鍼灸治療に関して，いくつかの論文が出されるようになった（**表Ⅷ-2**）．

わが国では，2000 年に木村ら[8]が，TCS 14 例（男性 4 例，女性 10 例，平均年齢 45.1 歳）に対して，頸部，肩部，肩甲間部の経穴および筋硬結部，圧痛点を選択して，10 分間の置鍼治療を週 2 回（平均治療期間：17.2 日，平均治療回数：4.2 回）行い，PRS（NRS，初診時の痛みの程度を 10 として）は，「鍼治療終了時には平均 5.3±1.8 と有意な軽減を示した」と報告した．

2002 年には，筆者（形井）ら[9]が，受傷後 3 か月以上を経過して鍼灸を受療した難治な TCS 94 例（男性 38 例，女性 56 例，平均年齢 35.8±12.0 歳）に対し，主に上下肢の経穴に置鍼する治療（平均治療日数：212.4±284.4 日，平均治療回数：35.8± 40.0 回）を行った．その結果，94 例に対する鍼灸治療効果は，著効 44 例（46.8%），有効 31 例（33.0%），やや有効 7 例（7.5%），無効 12 例（12.7%）であり，混合型ではなく，罹病期間が 1 年以内の患者であれば，鍼灸治療は一定の効果をあげることが期待されると報告した．

海外においては，2011 年に Cameron らにより，TCS に対する鍼の有効性の検討論文が出された[10]．鍼は短期間の痛みの軽減には有効であるが，WAD に対する鍼治療の効果は明確ではないため，Cameron らは亜急性と慢性の WAD 患者に対する鍼と偽鍼の効果を比較した．対象は 18 歳～65 歳の慢性または亜急性の WAD（グレード 1 か 2）の 124 例の患者で，真の電気鍼か偽の電気鍼（real or simulated electroacupuncture treatment）を 6 週間 12 セッション行った．

主要評価項目は VAS，可動域（NDI），SF-36 で，副次評価項目は患者個別の運動指標，McGill pain scale であった．その結果，真の電気鍼は痛みの程度を有意に減少させた．しかし，生活上の不自由や QOL に改善がなく，この減少はおそらく臨床的には意味がないと結論づけられた．

また，2011 年に，Kwak らにより，「Acupuncture for Whiplash-associated disorder：A randomized, waiting-list controlled, pilot trial」が出された[11]．Kwak らは，WAD に鍼治療を行い，その有効性を確認することを目的とし，対象 40 例を鍼群（20

表Ⅷ-2 TCS に対する鍼灸効果の症例集積

著　者	症例数	評価方法	結　果	発表年
木村ら	14	PRS	10 → 5.3 と有意に減少	2000
形井ら	94	NRS	有効以上：79.8%	2002
Cameron ら	124	VAS, NDI, SF-36	痛みは有意に減少	2011
Kwak ら	40	VAS	鍼群が有意に高い効果	2011

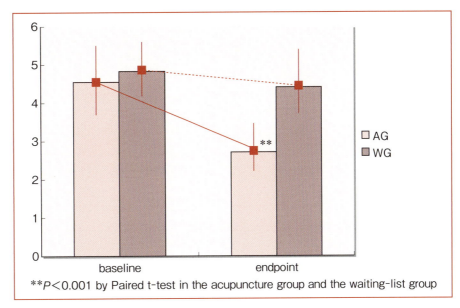

図Ⅷ-1 WADに対する鍼灸治療

例)と待機群(20例)に分けRCT研究を行った．あらかじめ上下肢と頸肩部に選穴された経穴から治療穴を選択し，治療を2週間に3回行った．評価は主要評価項目を痛みの程度(VASで評価)として，副次評価項目を頸部ROM，QOL(SF-36)，SDS，CMI，有害事象とした．その結果，①VASでは鍼群に有意に効果が高く(**図Ⅷ-1**)，②他の評価項目に差はなく，③有害事象の発生はなかった，とし，結論として，鍼治療はWADに対して有効で安全な方法と考えられた，と報告した．この研究は，韓国の慶煕大学と日本の筑波技術大学の筆者(形井)らが，全日本鍼灸学会の助成金を得て行ったものである．

次項で，筆者らが筑波技術大学統合医療センター鍼灸外来で行ったTCS患者に対する鍼灸治療の効果について，症例集積，事故後の症状の変遷，鍼灸治療終了後のアンケート調査，一例報告を掲載する．

なお，以下の論文の基本的なデータは1990年代から2000年代の初めごろのものであり，それらを論文形式に大まかにまとめたのは当時であるので，踏まえた時代状況や考察の検討資料(材料)はその時代のものである．その後，新たな関連論文も投稿されているが，現在でも基本的な事柄は大きくは変わっていないと考え，全面的な書き直しはせず，当時の文章を生かす形でまとめた．

(形井 秀一)

文献

1) 徳地順子，他：鞭打ち症に対する中医学的治療効果について．神奈川県総合リハビリテーションセンター紀要，11：74-6，1984．
2) 石田 肇：むち打ち損傷の分類(臨床上便宜的に)．現代医療，20：509-12，1988．
3) Verhagen AP, Scholten-Peeters GG, van Wijngaarden S, et al：Conservative treatments for whiplash. Cochrane Database Syst Rev, (2)：CD003338, 2007.
4) Coan RM, Wong G, Coan PL：The acupuncture treatment of neck pain：a randomized controlled study. Am J Chin Med 9：326-332, 1982.

5) White AR, Ernst E：A systematic review of randomized controlled trials of acupuncture for neck pain, Rheumatology, 38：143-7, 1999.

6) Trinh KV1, Graham N, Gross AR, et al：Cervical Overview Group. Acupuncture for neck disorders. Cochrane Database Syst Rev, (3)：CD004870, 2006.

7) Fu LM, Li JT, Wu WS：Randomized controlled trials of acupuncture for neck pain：systematic review and meta-analysis. J Altern Complement Med, 15(2)：133-45, 2009.

8) 木村研一，上北光隆，辻　秀輝：外傷性頸部症候群に対する鍼治療の効果．ペインクリニック，21(6)：931-4, 2000.

9) 形井秀一，松本毅，中村威佐雄，他：難治な外傷性頸部症候群94例に対する鍼灸治療効果について．慢性疼痛，21 (1)：74-6，2002.

10) Cameron ID, Wang E, Sindhusake D：A randomized trial comparing acupuncture and simulated acupuncture for subacute and chronic whiplash. Spine, 36(26)：E1659-65, 2011.

11) Kwak HY, Kim JI, Park JM, et al：Acupuncture for Whiplash-associated disorder：A randomized, waiting-list controlled, pilot trial. European Journal of Integrative Medicine, 4(2)：e151-8, 2012.

■1 交通事故等による後遺症患者155例に対する鍼灸治療の効果について

緒　言

　筆者（形井）らは，TCSに対する上下肢刺鍼の有効性や，難治なTCS症例に対する鍼灸治療の効果，難治例と著効例の比較検討などを行ってきた[1]〜[5]．本論文においては，1993年3月1日から2001年10月31日までの約8年8か月間に，筑波技術大学診療所（現筑波技術大学保健科学部附属東西医学統合医療センター，以下，当センター）を訪れたTCS患者155例に対して鍼灸施術部門で鍼灸治療を行った結果をまとめ，TCSに対する鍼灸治療の有効性について検討したので，報告する．

　なお，事故後一定期間を経過した後に鍼灸治療を希望するTCS患者のなかには，頸肩部症状や頸部に起因した後遺症状は存在しないが，腰部など他の部位の愁訴に苦しんでいる場合もある．そのため，本論文では，頸部症状の有無にかかわらず，事故後の何らかの後遺症に悩んで来院した患者（以下，事故後遺症患者）すべてを対象とした．

対象と方法

①対象

　対象は，交通事故およびその他の傷害により頸部または腰部に外傷を発生した14歳から68歳の事故後遺症患者155例（男性59例，女性96例．男：女＝1：1.6）で，平均年齢は33.9±10.6歳であり，平均の罹病期間，治療期間，治療回数は表のようであった（**表Ⅷ-3**）．年齢分布は，20代が64例ともっとも多く，次いで30代が50例，40代が20例であり，年代が進むにつれて症例数は減少した．また，全年代にわたって女性の数が男性を上回った（**図Ⅷ-2**）．

②罹病期間

　受傷してから当外来を受診するまでの罹病期間は平均316.7±693.8日で，受傷して91日〜120日の症例が27例（17.4％）ともっとも多く，次いで61日〜90日が24例

表Ⅷ-3 対象症例プロフィール（155症例）

対　象	交通事故およびその他の傷害により頸部または腰部に外傷を発生した患者
平均年齢	33.9±10.63歳（14〜68歳）
男女比	男性59：女性96（1：1.6）
平均罹病期間	316.7±693.8日〔うち104例（67.1%）：罹病期間91日以上の難治例〕
平均治療期間	217.3±304.6日
平均治療回数	29.5±44.3回

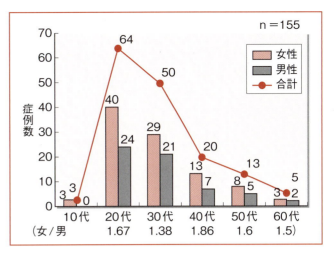

図Ⅷ-2　対象症例の年代別男女比

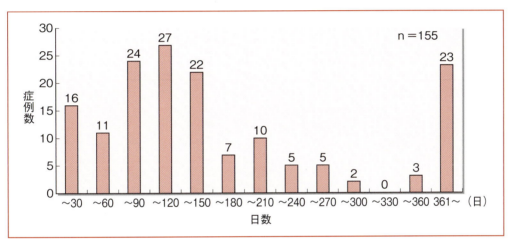

図Ⅷ-3　対象症例の罹病期間

(15.5%), 121日〜150日が22例（14.2%）であった．また, 104例（67.1%）が事故後，罹病期間91日以上の，また，48例（31.0%）が罹病期間181日以上の難治例であり[6]，罹病期間1年以上の症例も23例（14.8%）あった（**図Ⅷ-3**）．

③職業

職業は，会社員がもっとも多く71例（45.8%），以下，主婦22例（14.2%），自営業12例（7.7%）などで，その他（板金工，タクシー運転手，ヘルパー，理容業，寮管理人，大工など）27例であった（**図Ⅷ-4**）．

④治療期間

治療期間は平均217.3±304.6日で，30日以内が35例（22.6%）ともっとも多く，150日以内を合計すると92例（59.4%）で約60%であった．また，1年以上治療を続けた症例が32例（20.7%）あった（**図Ⅷ-5**）．

⑤治療回数

治療回数の平均は29.5±44.3回で，10回以内が65例（41.9%），11〜20回は34例

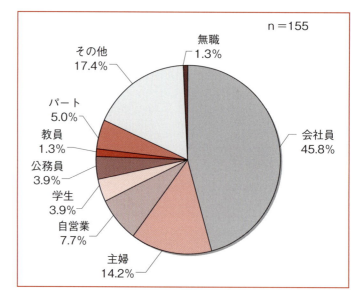

図Ⅷ-4　対象症例の就業状況

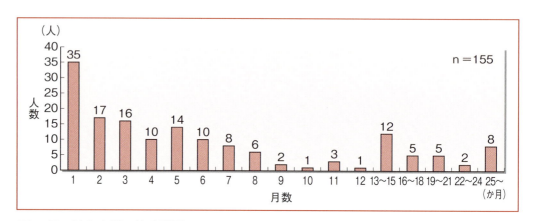

図Ⅷ-5　対象症例の治療期間

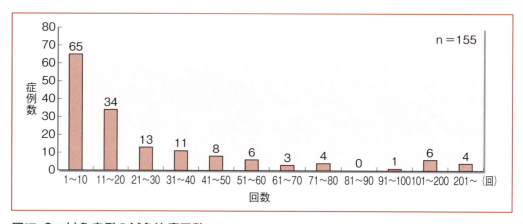

図Ⅷ-6　対象症例の鍼灸治療回数

（21.9％）であり，30回以内を合計すると112例（72.3％）であったが，101回以上も10例（6.5％）あった（図Ⅷ-6）．

⑥臨床型分類

　155例を土屋ら[7]，石田ら[8]の分類を参考にして，初診時の患者の愁訴による症状か

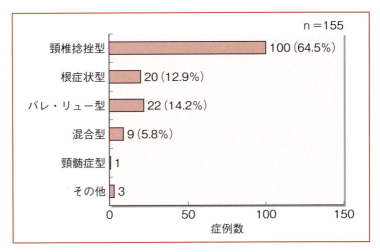

図Ⅷ-7　鍼灸初診時の臨床型別症例数

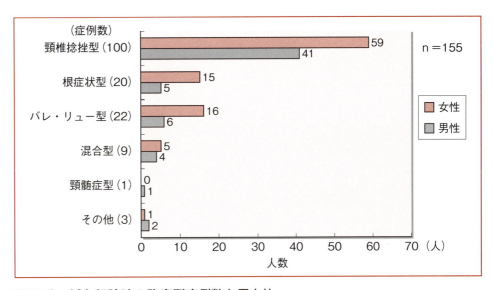

図Ⅷ-8　鍼灸初診時の臨床型症例数と男女比

ら臨床型別に分類した．首・肩の筋肉を中心とした軟部組織に障害がある頸椎捻挫型は100例（64.5%），上肢に神経症状のある根症状型は20例（12.9%），眩暈・耳鳴りなど自律神経症状があるバレ・リュー型は22例（14.2%），神経症状と自律神経症状が混在する混合型は9例（5.8%），頸髄損傷がある頸髄症型1例，その他（腰痛のみ）が3例であった（**図Ⅷ-7**）．また，**図Ⅷ-8**に型別の症例数と男女数を示す．

⑦入院，既往歴

次に，事故による入院の有無と頭頸部の症状に関連する既往症の有無を型別にみると，入院または頸部痛等に関連した既往症のあった症例数は，155例中それぞれ20例（12.9%），21例（13.5%）であり，それらを型別に検討すると，頸椎捻挫型100例中入院6例（6.0%），既往症15例（15.0%），根症状型20例中入院3例（15.0%），既往症4例（20.0%），バレ・リュー型22例中入院5例（22.7%），既往症1例，混合型9例中入院5例（55.6%），既往症1例，頸髄症型とその他はなしであった（**図Ⅷ-9**）．

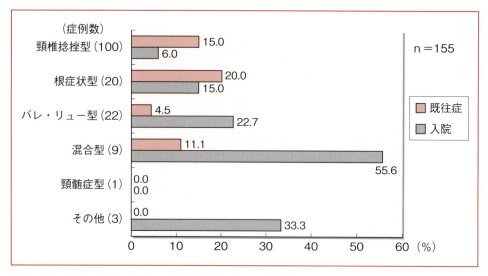

図Ⅷ-9　対象症例の型別の入院歴と既往歴の割合

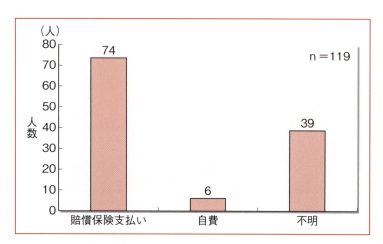

図Ⅷ-10　鍼灸治療費の保険支払いの有無

表Ⅷ-4　検査項目

理学的検査 　頸部 ROM, ジャクソンテスト, スパーリングテスト, ライトテスト, アレンテスト, モーリーテスト 　その他：頭・頸・肩・背・腰部の触診所見 サーモグラフィ撮影 自律神経機能検査：CVR-R 心理テスト：CMI, V, SDS, ego, Y-G, MAS 毎日の経過表：症状の部位と程度 画像診断：X-P, MRI

⑧賠償保険

賠償保険で鍼灸治療を受療しているかどうかの記録を始めた1996年5月以降の患者119名について，賠償保険の有無をみると，賠償保険で支払いを受けていた症例は74例（62.2%），自費が6例（5.0%），不明が39例であった（図Ⅷ-10）．

⑨検査（表Ⅷ-4）

検査は，頸部の徒手的理学検査，頸肩部（必要に応じて背腰部も）触診所見，サーモグラフィ，自律神経機能検査，6種類の心理テストを実施した．また，当センターで実施したX-PとMRIの画像診断も参考にした．

⑩治療効果の評価

治療結果は，患者が治療者と同意して治療を終了した場合を「終了」，治療を継続している場合を「継続」，治療者との同意なしに治療を中断した場合を「中断」とした．
さらに，初診時の愁訴の強さを10，症状がなくなった場合を0の11段階とするNRS（numerical rating scale）[9]を用い，毎回の治療前と治療後にいくつになったかを

表Ⅷ-5　治療効果の評価方法

- NRS（Numerical Rating Scale）によるペインスコアの変化
  1. 「累積効果」：0〜10
  2. 「1回の治療前後の効果」：2以上の変化
- 総合評価；著効，有効，やや有効，無効，悪化に分類

表Ⅷ-6　鍼灸治療方法

鍼治療	①局所治療（愁訴局所に鍼灸治療を行う方法）
	②遠隔部治療（局所から離れた部に鍼灸治療を行う方法）
使用鍼	①長さ40mm，太さ0.16mmの針（主に上下肢）
	②長さ50mm，太さ0.20mmの針（主に頸部・体幹部）
刺鍼部位と治療法	①上下肢の反応部に置鍼
	②局所部に単刺や雀啄
	③棒灸（灸の温熱療法）
置鍼時間	10〜15分間
施灸時間	5〜8分間

数値でたずね，直後効果（1回の治療後の効果）と累積効果（治療経過後の効果）の両者で，以下のように総合的に治療効果の評価をした．直後効果は，1回の治療前後のスコアが2以上軽減した場合を「効果あり」とした．

　総合的な評価は，①「著効」：累積効果が2以下となった場合，または累積効果が3〜4となり，直後効果もあった場合，②「有効」：累積効果が3〜4となった場合，または累積効果が5〜6でも直後効果があった場合，③「やや有効」：累積効果が5〜6となった場合，または累積効果が7以上でも直後効果があった場合，④「無効」：累積効果が7以上で，直後効果が2未満の場合，⑤「悪化」：累積効果が11以上の場合，⑥「不明」：カルテ記録が不備で評価できない場合，とした．また，NRSの記載もれの場合には，カルテに記載した患者の自覚症状の変化から評価した．なお，評価は，筆頭著者（形井）が行った．

　また，治療効果を検討する際，著効と有効を合わせた有効以上群（以下，有効以上群）と，やや有効と無効を合わせたやや有効以下群（以下，やや有効以下群）の2群に分けた検討も行った（**表Ⅷ-5**）．

⑪鍼灸治療方針，治療の方法・部位・関連事項

1）鍼灸治療方針

　鍼治療は，**表Ⅷ-6**に一部示したように，①上下肢のツボのなかから圧痛・硬結等の反応のある部位の置鍼（皮下に刺入した鍼を数分から数十分留めて置く方法）を基本の治療（以下，遠隔部治療）とし，②可能な場合は，愁訴のある頸肩部局所（以下，局所）などの単刺（目的の深さまで刺入し，置鍼をしないで，しばらくして抜針する方法）や雀啄（一定の深さに刺入した鍼を数ミリの幅で上下に動すことを数回から10回前後繰り返す方法）を行い（局所治療），③また，少数であったが，事故時の背腰部への衝撃や強打などによる骨折や捻挫，打撲などが原因で肋骨の痛みや腰痛，膝痛などを訴えた患者には，その愁訴の局所にも刺鍼をした．

　したがって，上下肢刺鍼で効果が十分にみられた場合や，初診時や初期の段階で局所の強い触診や徒手的理学検査ができないくらい障害の程度が強かったり，患部の刺鍼を

患者が嫌うなどのために局所の治療が行えない患者に対しては，上下肢の置鍼のみの遠隔治療を行った．そして，一定期間が経過して頸肩部等の局所の刺鍼が可能になってから，必要に応じて局所治療を加えた．局所（頸肩部，背部，腰など）治療として，陳旧化した疼痛の場合には，少数例であったが必要に応じて温灸（棒灸：灸の輻射熱を利用した温熱療法）も加えた．

2）治療頻度・治療用具・治療技術・治療部位

治療は，週1〜2回の頻度で行った．鍼治療に使用した鍼は，セイリン化成社製のディスポーザブル鍼で，上下肢には40 mm・16号鍼（長さ40 mm，太さ0.16 mm），局所には50 mm・20号鍼（長さ50 mm，太さ0.20 mm）の鍼を使用した．

刺鍼の深さは，結合組織や筋にある硬結や緊張等の反応の深さまでとし，おおむね上下肢では2〜10 mm，頸肩部では10〜20 mmであった．また，上下肢かまたは局所に置鍼する時間は10〜15分間とした（表Ⅷ-8）．

刺鍼対象として，上肢は少海，神門，孔最，下肢は大鍾，照海，公孫，太渓，復溜，三陰交，築賓などの経穴から，圧痛や硬結などの反応が明確であるものを選んだ．局所は，患者が痛み等を訴え，触診上硬結や圧痛などの反応がある部位を選んだ（表Ⅷ-7）．

また，灸治療に使用した棒灸は中国製棒灸，後にセネファ株式会社製の琵琶湖C型（または，「セネファの棒灸」）とした．棒灸はモグサを筒状に包んだ棒状のもので，皮膚から数cm離して輻射熱で皮膚面を暖める方法である．一局所5〜8分程度施灸した（図Ⅷ-11）．

3）鍼灸以外の治療

対象症例155例のほとんどは整形外科における治療効果に満足できず，整形外科的治療を断念し，医師の紹介で来院したか，自分の意志で鍼灸治療を選んで来院した．その

表Ⅷ-7 TCSに対する鍼灸治療

1. 遠隔部治療（下腿〜足部）
   大鍾，照海，然谷，太渓，復溜，交信，太白，公孫，中封，丘墟，京骨，僕参，申脈
2. 遠隔部治療（前腕〜手部）
   少海，孔最，神門，陽渓，郄門，支正
3. 局所治療（頸肩部局所の刺鍼）
   僧帽筋，半棘筋，板状筋，肩甲挙筋，最長筋
   （玉沈，天柱，風池，完骨，天牖，天容，扶突，天窓，僧帽筋・半棘筋部など）

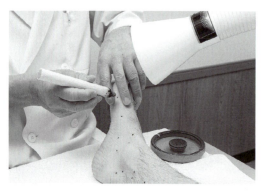

図Ⅷ-11 経穴をはさむように示指と中指を置き，熱の強さを確認しながら棒灸をする

ため，原則的には，鍼灸治療期間中は牽引，低周波表面電極など整形外科的な加療は行っていない．しかし，初診時に19例（12.3％）が服薬していることが確認され，そのうち消炎・鎮痛剤を服用している症例は6例（4.5％），筋弛緩剤は2例，坑うつ剤・坑不安剤を服用している症例は4例（2.6％）あった．また，頸部痛がひどく，ネックカラーを使用していた例もあった．

4）鍼灸治療施術者

治療は上記の治療法に従い，8年間に8名の鍼灸師が行った．鍼灸師の臨床経験年数は2年〜約20年（筆頭著者：形井）であった．筆頭著者が治療グループリーダとして患者の治療に当たっており，筆頭著者以外の治療者の治療による効果が十分でなく，治療効果に患者が満足しない場合は，筆頭著者がその都度加療した．

⑫患者記録，論文のまとめ方等

本論文はレトロスペクティブな研究である．

患者の記録は，あらかじめ筆者（形井）らのグループが作成した「鞭打ち損傷カルテ（**巻末附録**）」に従った．このカルテは事故状況，車の事故の場合は，車の破損状況や車内姿勢等による事故の軽重，理学的検査結果，自律神経症状，自動車保険などについて記載するものである．さらに，経過は頸部の可動域，簡単な頸部徒手的理学テスト，自覚的な症状の強さ，治療者による触診所見の図などを必要に応じて経過記載用紙に記録した．

結　果

①鍼灸初診時の自覚症状

図Ⅷ-12で示すように，鍼灸初診時の155例の自覚症状について，痛みに関しては後頸部または側頸部の痛み・張り感・重だるさ・可動制限・違和感など頸部の症状である「頸部痛など」がもっとも多く113例（72.9％），肩部（僧帽筋部中心）の痛み・こり感・重さ・違和感などを訴える「肩部痛など」が92例（59.4％），腰部痛が32例（20.6％），そして背部痛や上肢痛が続き，また，頭痛・頭重・めまい・耳鳴・目のかす

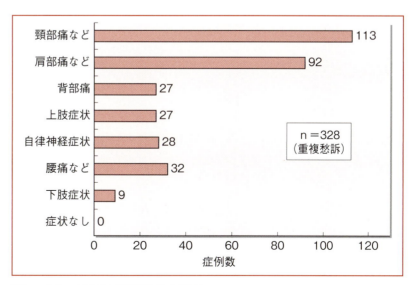

図Ⅷ-12　鍼灸治療初診時の愁訴

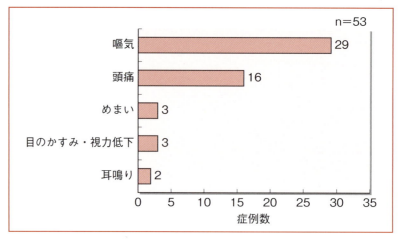

図Ⅷ-13　対象症例の自律神経症状の内容（鍼灸初診時）

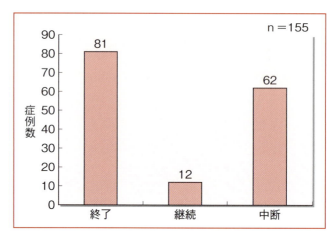

図Ⅷ-14　対象症例に対する鍼灸治療の結果

み・嘔気などの「自律神経症状」は28例（18.1％）であり，自覚的な症状の主体は「頸肩痛」であった．

　自律神経症状のある症例は，複数症状がある症例があるため53例となり，そのなかで嘔気が29例（54.7％），頭痛16例（30.2％）が主な症状で，他はめまい・耳鳴りなどであった（図Ⅷ-13）．

②受傷原因

　受傷原因は，椅子からの転倒とスキーでの転倒が各1例ずつあったが，他の153例は交通事故により受傷したものであった．

③鍼灸治療効果

1）治療効果

　対象155例に対する鍼灸治療の結果は，「終了」81例（52.3％），「継続」12例（7.7％），「中断」62例（40.0％）であった（図Ⅷ-14）．それらを治療効果の評価法に従い評価すると，鍼灸治療効果は「著効」70例（45.2％），「有効」50例（32.3％），「やや有効」21例（13.5％），「無効」10例（6.5％），「悪化」1例，「不明」3例で，有効以上は120例（77.4％）であった（図Ⅷ-15）．

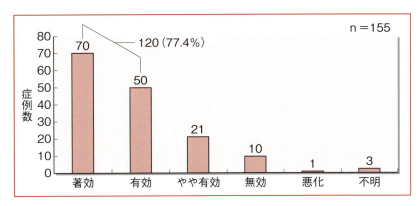

図Ⅷ-15　対象症例に対する鍼灸治療効果

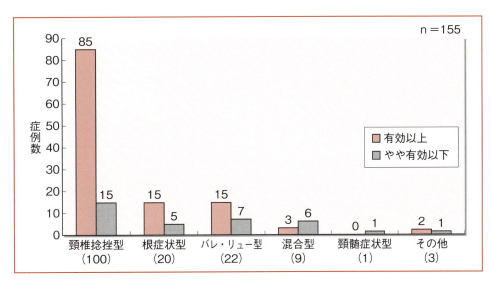

図Ⅷ-16　対象症例の鍼灸治療効果（臨床型別比較）

2）型別治療効果

　型別の治療効果を検討するために「有効以上群」と「やや有効以下群」の2群で検討すると，「有効以上群」は，頸椎捻挫型では100例中の85例（85.0％），根症状型は20例中15例（75.0％），バレ・リュー型は22例中15例（68.2％），混合型では9例中3例（33.3％）であった（図Ⅷ-16）．

3）罹病期間と治療効果

　罹病期間の違いで治療効果をみるため，事故後の日数を30日ごとに分け，361日以上は合計し，「有効以上群」の割合を検討した．「有効以上群」の割合は，210日以内の30日ごとでは，61日以上〜90日以内の75.0％（24例中18例）を除いてどの期間も80％以上と高かった．また，罹病期間が361日以上では39.1％（23例中9例）と低かった（図Ⅷ-17）．

　また，155例中，罹病期間91日以上（3か月以上）の難治な症例104例は，「著効」46例，「有効」33例で，有効以上は79例（75.2％）（図Ⅷ-18），さらに難治度が高くなる181日以上の症例46例では，「著効」18例，「有効」12例で有効以上は合計30例（65.2％）であった（図Ⅷ-19）．

4）治療日数と治療効果

　治療日数を360日までと361日以上に分け，さらに360日までは30日ごとに分けて，

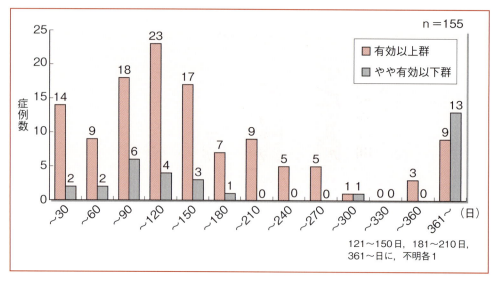

図Ⅷ-17　対象症例の治療効果（罹病期間との関係）

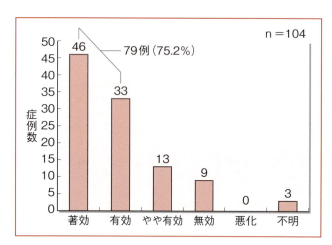

図Ⅷ-18　難治な TCS の鍼灸治療効果（罹病期間 91 日以上群）

図Ⅷ-19　難治な TCS 患者の鍼灸治療効果（罹病期間 181 日以上群）

「有効以上群」の割合を検討した．治療期間 180 日以内では，30 日以内を除いてどの 30 日の期間でも「有効以上群」が 75％を超えたが，30 日以内の 30 例では「有効以上群」は 30 例（不明 3 例含む）中 15 例（50.0％）と低く，「やや有効以下群」が 12 例（40.0％）であった．また，治療期間 1 年以上の 46 例中「有効以上群」は 32 例（70.0％）であった（図Ⅷ-20）．

また，鍼灸治療を始めて一定期間経過ごとの治療効果をみるために，30 日，60 日，90 日，120 日および治療終了時（平均 212.0 日）の治療効果の評価を 155 例全例で行った．評価した期間より以前に治療が終了した場合は，終了した期間のものをそのまま次の期間の評価に使用した．その結果，有効以上は，30 日では 61 例（39.4％）であったが，60 日目には 78 例（50.3％）となり，90 日目には 88 例（56.8％），120 日目には 100 例（64.5％），212 日目（約 7 か月目）には，120 例（77.4％）となった（図Ⅷ-21）．

5）治療回数と治療効果

治療回数 10 回ごとの区分で鍼灸治療の効果を比較すると，「有効以上」群が「やや有効以下」群よりもっとも多かったのは，治療回数 11 回〜20 回の 32 例中 29 例

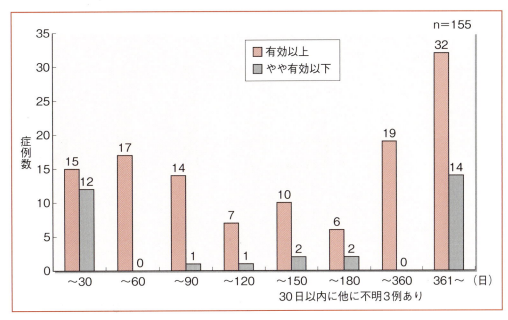

図Ⅷ-20 対象症例に対する鍼灸治療日数と効果

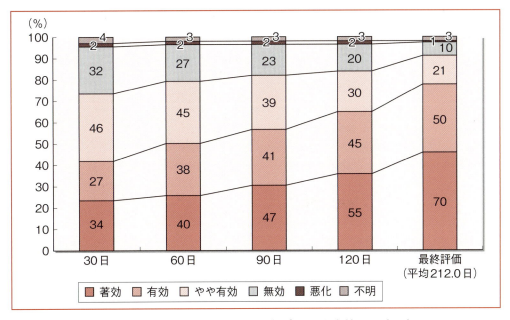

図Ⅷ-21 TCSに対する鍼灸治療効果（30日ごとの治療効果の変遷）

(90.6％)，もっとも少なかったのは41～50回の11例中7例（63.6％），次いで，10回以下の67例中46例（68.7％），51回以上の75.0％であった（図Ⅷ-22）．

6）治療方法の違いと治療効果

　治療法は「遠隔治療」のみを行った場合が最も多く，155例中64例（41.3％），次いで，「遠隔治療後に局所治療」に変更した場合が49例（31.6％），「遠隔治療と局所治療の両方を同時期に併用した」場合が24例（15.5％）であった．他の治療法の場合は，いずれも症例数は少なかった．

　上記3治療法による効果は，有効以上の割合をみると，64例中「遠隔治療」のみを行った場合は50例（78.1％），「遠隔治療＋局所治療」は18例（75.0％），「遠隔治療→局所治療」は39例（79.6％）であった（表Ⅷ-8）．

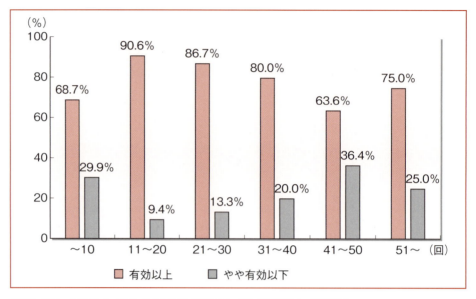

図Ⅷ-22　TCSに対する鍼灸治療効果（治療回数との関係）

表Ⅷ-8　治療方法と治療効果

治療法	著効	有効	やや有効	無効	悪化	不明	合計
遠隔のみ	30 (46.9)	20 (31.3)	9 (14.0)	2 (3.1)	1 (1.6)	2 (3.1)	64 (41.3)
遠隔＋局所	12 (50.0)	6 (25.0)	3 (13.0)	2 (8.3)	0	1 (4.2)	24 (15.5)
遠隔→局所	19 (38.8)	20 (41.0)	4 (8.0)	6 (12.2)	0	0	49 (31.6)
局所のみ	3 (100)	0	0	0	0	0	3 (1.9)
局所→遠隔	1 (20.0)	2 (40.0)	2 (40.0)	0	0	0	5 (3.2)
局所→遠隔＋局所	1 (33.3)	1 (33.3)	1 (33.3)	0	0	0	3 (1.9)
不明							7 (4.5)
合計	66	49	19	10	1	3	155

（　）内は％．

④再発・オペ

　治療終了後の再発が確認された症例は3例，手術に移行したものが1例あった．再発の3例はいずれも頸椎捻挫型で，治療回数2回，6回，10回であり，治療終了時の治療効果は3例とも著効であった．再発までの期間はそれぞれ1週間，数年後，6か月後であった．手術例は頸髄型で1例あり，約1か月間に5回の治療を行ったが無効であり，本人の判断で手術を受けた．

考 察

①交痛事故後後遺症に対する鍼灸治療の意義

交通事故総合分析センターがまとめる「交通事故統計年報」[10]（以下，「年報」），や「交通事故例調査・分析報告書」[11]（以下，「報告書」）にみるように，1993年以降，事故発生件数の増加に反して死者数は減少しているが，一方で負傷者数は増加し，そのうちの軽傷のなかで頸部外傷は77.7%（1999年度）を占め，増加の一途をたどっている．TCS患者は現在でも増加し続けており，しかも，整形外科における治療で，3か月以上（90日以上の意：形井注）の治療期間を要した難治例が16.9%認められたと高松[6]が報告しているように，整形外科的療法でも問題が解決しない患者が少なからずみられる．このことは，自動車保険料率算定会（自算会）の「自動車保険の概況（平成11年度）」[12]でも裏付けられることである．自動車保険の概況では，1999年の1,257,158件の自賠責保険請求者中，診療実日数が30日以内の者は44.3%ともっとも多く，90日以下を合計すると72.1%であるが，91〜180日は17.8%，181日以上は10.1%であった．これは，単純計算でも年間12.5万人以上の患者が6か月以上の，また，22.3万人が3か月以上の診療を受けていることを意味する．

これらの数値から分かるように，頸部外傷の代表であるTCSの治療を効果的に行い，受傷者を速やかに社会復帰させることが，1960年代〜70年代同様，今日でも社会的に重要な課題といえよう．

また，一方で大谷[13]は，多くの医療機関で治療し，長期化した症例について調査し，初診時では3例（9.4%）が，治療期間中では53例中7例（13.2%）が接骨・マッサージ・鍼灸を受診していたとしており，TCSの難治な患者が鍼灸治療を試みることも選択肢の一つとなっていると考えられる．緒言で述べたように，TCSが鍼灸の保険対象疾患であることも考慮すると，この分野における鍼灸の役割は今後さらに大きくなることが予測され，「TCSに対する鍼灸の有効性」を検討する意義は大きいものと考える．

②対象155症例に対する鍼灸治療結果の考察─対象・罹病期間・治療期間・治療回数─

1) 年代

「年報」によると，1999年度の事故発生件数[14]について，年代別では20代がもっとも多く約30万人，次いでほぼ同数で，30代，50代，40代の順となり，さらに20代の半分以下の13〜14万人となっている．一方，今回報告した155例では20代が64名（41.2%）ともっとも多く，年報と同様であるが，30代は50名（32.3%），40代は20名（12.9%），50代は13名（8.4%）と20代からだんだん減少している．一般に，交通事故の発生率は20代と60代以上の両方の年代で高く，また，鍼灸を受診する患者は40〜60代が多い[15),16]．しかし，本報告の対象155例の年代別受療率は20〜30代が114名（73.5%）であり，通常の鍼灸受療傾向より低年齢の受療者が多い．若い層の交通事故発生率に強く影響を受けた受診年代割合になったものと考えられる（図Ⅷ-2）．

2) 性別

男女比（男：女）をみると，「年報」では交通事故による負傷者数全体では2.7：1，

20 代の数でも 2.7：1 であったが，対象 155 例では，全体は 1：1.6，20 代は 1：1.7 と年報の比率とは逆転していた．このように，対象 155 例の性別は，40〜60 代の女性の受療率が高い鍼灸臨床の現状の傾向[15],[16] とも，20 代の男性が多い事故発生件数の傾向とも異なり，20 代の女性が 40 例（25.8%）ともっとも多く，20 代の男女比も女性のほうが高かった．

この点については，治療期間が 3 か月（90 日）以上を要した難治例について，内山[17] が，男性 113 例中 5 例（4.4%），女性 114 例中 9 例（7.9%）と女性の改善率が低いという結果を報告する一方で，高松[18] が，難治例の男性は 83 例中 15 例（18.0%），女性は 77 例中 12 例（15.6%）と報告し，報告論文により難治例の改善率の男女比が異なっている．しかし，これらの報告では男女のパーセンテージの差は大きくなく，難治例に男女のどちらが多いのかは明確ではない．また，「報告書」[11] で，6 か月以上にわたって症状が遷延し難治になる要因は，受傷時の「神経症状」の存在と「補償問題」の関与のほかに，「女性例」が多いとの報告があると述べられていることを踏まえると，今回対象としている症例群が「遷延し難治」となる可能性が高い症例群である可能性がうかがえる．しかし，「報告書」[11] は続けて，「報告の調査方法は必ずしも適切な統計学的手法が用いられておらず，症状遷延化因子を明らかにするためにはより適切な調査が求められる」としており，やはりあいまいさが残る．

このように，事故後整形外科を受診した後に鍼灸を受療した患者，すなわち難治な患者に 20 代の女性が多かった理由は明確にはできなかった．しかし，鍼灸を希望する難治な TCS の症例は，頸部が細く，筋肉が強くなく，華奢な感じの女性が多い傾向も感じる．今後の検討課題の一つであろう．

3）職業

職業は，会社員がもっとも多く 71 例（45.8%），次いで主婦 22 例（14.2%），自営業 12 例（7.7%），その他（板金工，タクシー運転手，ヘルパー，理容業，寮管理人，大工など）27 例で，職業の特徴と治りにくさの関係は明確ではないが，職業によっては上肢を頻繁に使用するなど愁訴の改善にマイナスの影響を与える可能性のあるものが含まれている（図Ⅷ-4）．次に年代別に男女を比較すると，20 代の 64 名中男性 24 名の全員が就業しているのに対して，20 代の女性 40 名のうち就業は 33 名（82.5%）で他の 7 名は主婦と学生であり，男性の就業率に比べて女性の就業率が少し低く，女性のほうが男性より鍼灸を受療しやすい環境にあることをうかがわせる．しかし，他の年代でも主婦など就業していない者の割合は同様であり，20 代の女性の就業率の低さが鍼灸受療率の高さの要因とはいいがたい．今後の検討が必要であろう．

4）罹病期間と患者の重症度

緒言で述べたように，賠償保険制度が充実している日本では，交通事故等により TCS に罹患した場合は，まず整形外科を受診することが一般的である．鍼灸受診に至るケースのほとんどは，整形外科を受療し，一定期間を経た後に患者自身が希望することがきっかけになる．受傷してから当外来を受診するまでの期間（罹病期間）が平均 316.7 日であることは，そのことを物語っている．

また，図Ⅷ-3 に示したように，事故後の鍼灸受診までの期間は非常に幅広い．おおむね半年くらいが一つの目安となるが，1 年以上，あるいは 2 年以上経過した症例もみられる．対象症例の自覚症状は頸肩痛が主体である．一般的に鍼灸受療の際の三大主訴が，肩こり，腰痛，膝痛である[24] ので，数年後の肩こりの原因が過去の事故であるか

否かは詳細な検討が必要であろうが，少なくとも患者は事故が原因で頸肩の症状が依然としてあると自覚しているといえよう．

155例中，難治例[16),17)]とされる罹病期間3か月（91日）以上の症例は104例（67.1%）である．また，内山[17)]は，「6か月以上の長期を要したものは227例中6例，2.6%のみである」と報告しているが，今回鍼灸治療対象となった155例中罹病期間が181日以上の症例は48例（31.0%）と，内山の報告より明らかに割合は高かった．このように，対象とした155例のうち，整形外科的に難治とされる3か月以上の症例は67.1%，内山が長期とし，「報告書」[11)]が難治とする6か月以上の症例は31.0%であった．さらに，事故後3か月未満で受診した者も，整形外科で一定期間治療を受けたが満足な結果を得られないために，自ら鍼治療を希望したり，医師に勧められたりして来院した場合がほとんどである．

したがって，今回対象とした155例は，ほとんどが整形外科的には治りが悪いと判断される可能性の高い症例と考えてよいと思われる．また，徳地の報告[19),20)]と比較してみると，（徳地の論文には，罹病期間が明記されてないが）考察のなかで事故後「1～2年のものが」多いと述べられており，筆者（形井）が対象とした患者の罹病期間の平均約11か月よりさらに長い患者が多いと推察され，鍼灸治療を希望して受療するTCSの患者の多くは，事故後一定期間を経ても症状の緩解が思わしくないと感じていることが受療動機であると考えられ，交通事故等による症状の緩解が容易でない患者が少なからず存在することが予想され，それらの患者の救済も今後の課題の一つであると考えられる．

5）治療期間・回数

国内においては，1990年代までにTCSに対する鍼灸治療に関する報告は，兵頭[21)]，徳地[19),20)]，岡田・丸山・野村のシンポジウム[22)]，西崎[23)]，飯田[24)]らの症例がある．このうち症例数がまとまっており，かつ症状別の分類が本論文と同様であるのは，徳地のTCS患者61例の報告[29)]である．徳地の報告では，治療期間と回数は効果別に数値が示されているのみなので，それぞれ61例全体の平均値を算出すると，治療期間は平均347±278.4日，治療回数は平均45±30.1回であり，徳地の報告に比べて今回の対象患者の治療期間と治療回数は，それぞれおよそ4か月短く，16回少なかった．また，2000年代以降では，木村，形井，松原，齋藤（p16，第I章の文献，5)～8)）などの報告がある．

治療期間と治療回数に関しては，一般的な鍼灸の治療期間や回数がおおよそ3か月間で10回であること[24)]と比べると，本症例群も徳地のケースも明らかに長く多い．この理由は，今回の症例が整形外科的に難治なTCSが多く含まれていたことが理由と考えられるが，一方で，62.2%の症例が治療費を補償される損害賠償保険で受療しており（図VIII-10），経済的に受療しやい実情の反映であることも要因の一つと考えられる．

6）型分類について

TCSの分類は，①頸椎捻挫型，②根症状型，③バレ・リュー型，④混合型，⑤背髄症状型の5型に分けた土屋の分類[16)]以外にも，ケベックの分類（p5，表I-4）をはじめ，いくつかの分類が提示されている．しかし，土屋の分類は臨床症状に基づいたものであるので鍼灸外来でも利用しやすく，155列のまとめではこの分類に従った．

図VIII-7に示したように，155例を土屋の分類に従って，初診時の臨床症状から5型に分類すると，もっとも傷害度が高いと考えられる頸髄症型は1例のみ（男性，鍼灸治療は無効，頸部手術に移行）で，腰痛の3例を除く151例は，「頸椎および頸椎支持組織

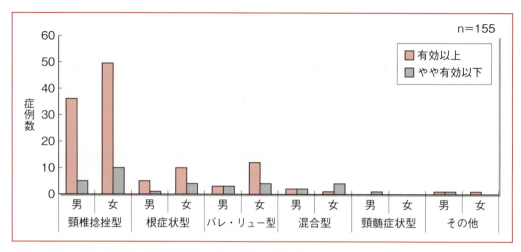

図Ⅷ-23　事故後遺症の臨床型別，男女別治療効果

の損傷」[14]が主体であると考えられた．155例のうち，頸椎捻挫型が100例（64.5%）ともっとも多く，根症状型とバレ・リュー型はともに15%弱，混合型が6%弱の割合であり，頸椎捻挫型に比べたら比較的傷害度が重いと考えられる根症状型やバレ・リュー型，およびその混合型は合計51例（32.9%）であった．

　型別の男女比（図Ⅷ-8）は，女：男が頸椎捻挫型では1.4：1であるのに対して，根症状型とバレ・リュー型は3：1と頸椎捻挫型よりも女性の比率が高く，155例全体の女：男の比率の1.6：1から考えても，根症状型とバレ・リュー型に女性が多いことが分かる．さらに，型別に男女の有効性をみると（**図Ⅷ-23**），頸椎捻挫型と根症状型は男女とも「有効以上」が多かったが，バレ・リュー型と混合型は「有効以上」と「やや有効以下」の男女比が異なっていた．しかし，後者の2型は症例数が少なく，男女別の有効性の比率の検討は今後の課題であろう．

　また，これらの型分類のうちでは，根症状型を決定するためには，ジャクソンテンス（Jackson's test）やスパーリングテスト（Spurling's neck compression test）などの頸部圧迫テストで陽性所見がみられることも条件であるが，TCSの際に実施するそれらのテストは，患者によっては侵襲的な方法となることもあり，症状を悪化させることがしばしばみられる．そのため，臨床の場では過剰な圧迫にならないように慎重な加圧が行われなければならない．また，場合によっては検査法そのものを避けることも必要である．そのような症例の場合，根症状型の決定は，頸部圧迫テスト以外のテスト，すなわち知覚障害，放散痛，反射異常，筋力低下などの症状で判断した．

7）治療効果の評価方法について

　治療法の評価はペインスコアで11（0〜10）段階とした．医学の臨床分野では自覚症状の評価法としてVASやNRS，face scaleが使用され[9]，鍼灸治療の評価にも利用されることが多い．本研究ではNRSを採用した．また，最終的に11段階の数値を5段階で評価しなおしたことから，当初から5段階とする方法も考えられたが，患者の回答の段階では10段階として回答の自由度を高め，最終評価の段階で絞り込んだほうがよいと判断した．

　また，自覚症状の評価を数値で行ったが，患者により，同じ数値が意味する重みが異なり，また過去の痛みとの比較は，患者の感覚の記憶が必ずしも明確でないことも考慮する必要があり，今後検討すべき課題であろうと考えられる．

③鍼灸治療効果について

1）治療効果および，罹病期間と効果の関係

治療結果は，155例中「終了」81例（52.3％），「中断」62例（40.0％）であった（図Ⅷ-14）．中断は，治療者と患者が合意のうえで治療を終えたのではなく，患者が自己判断で受療を止めたことを意味する．

また，治療効果については「著効」が70例（45.2％）であり，著効と有効を合わせた「有効以上」が120例（77.4％）と高い有効率であった（図Ⅷ-15）．これは，罹病期間が平均11か月の対象群であったこと，つまり罹病期間が6か月を経過した難治とされる患者を31％，3か月以上の患者を67％，含む155例群に対する治療効果としては，決して低くない数値と考えられる．

2）型別治療効果

臨床型別の症例の有効性の割合を「有効以上群」と「やや有効以下群」で示すと，「有効以上群」は頸椎捻挫型の85.0％がもっとも高く，根症状型の75.0％，バレ・リュー型の68.2％の順に減少し，混合型では33.3％の効果しかみられなかった（図Ⅷ-16）．これは，筋骨格系の症状のみでなく，神経症状や自律神経症状にも，鍼灸は一定の効果を示すことを意味する一方で，混合型のように，愁訴の重複した症状の重い症例には有効性が低いことを示している．

徳地[29]の鍼灸治療効果の報告は，筆者（形井）らの方法と若干異なり，鍼灸に加えて漢方薬を併用していることや，頸椎捻挫型の症例数が著者らに比べると少ない．それでいて，徳地の報告が著効9例のうち7例が頸椎捻挫型であり，根症状型と混合型の有効性が高かったことは，筆者らの報告と同様の結果であった．

すなわち，TCSを型別に分類して鍼灸治療の効果をみると，筋肉を中心とした軟部組織系に問題の中心がある頸椎捻挫型は著効が多く，根症状型やバレ・リュー型のように神経症状や自律神経症状のある病態の場合は著効率が減少し，有効率は低下する傾向にあるといえよう．

3）罹病期間と治療効果

罹病期間と治療効果を比較すると（図Ⅷ-17），罹病期間1年以内であれば，30日ごとのどの罹病期間でも有効以上の症例が多く，罹病期間の長短にかかわらず鍼灸治療効果がみられた．しかし，361日以上では，「やや有効以下群」が「有効以上群」を上回り，1年以上の罹病期間の症例に対しては鍼灸効果が上がり難いことが分かった．

また，有効以上をさらに著効率と有効率に分けて，症例数がほぼ2桁以上である210日以内の7か月でみると，1か月目と2か月目の著効率が60％以上と高く，次いで6か月目となっている．しかし，他の月では，著効率は50％以下であった（**図Ⅷ-24**）．

4）治療日数と治療効果

治療期間別に鍼灸治療効果をみると（図Ⅷ-20），30日以下と361日以上の区間以外では，有効以上が75％以上と高い効果を示した．しかし，30日以内では30例中やや有効以下が15例（50.0％）を占めていた．30日以内にやや有効以下が多いのは，患者が数回の治療を受けた段階で鍼治療に見切りをつけるケースが少なからずあったためであると推察される．総合的には，1年以内の鍼灸治療を継続することで高い有効性が期待できることが示された．

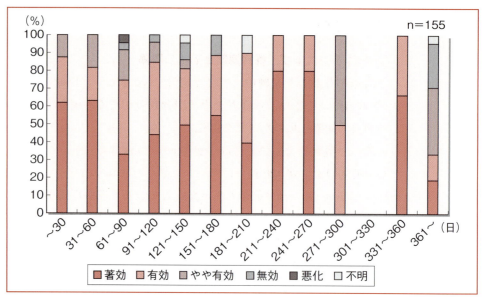

図Ⅷ-24　罹病期間と治療効果

5）治療回数と治療効果

　治療回数を10回ごとに区切ってみると（図Ⅷ-6），最初の10回までの症例数がもっとも多く155例中63例（40.6%），次いで11〜20回が27例（17.4%），21〜30回が12例（7.7%）と治療回数の増加とともに患者数が減少している．また，治療回数と治療効果の関係を「有効以上」群と「やや有効以下」群で比較すると，治療回数10回ごとの両群の割合をみると，「有効以上」が高かったのは11〜20回の96.3%（27例中26例），21〜30回の83.3%（12例中10例），31〜40回，41〜50回の100%で，いずれも，80%を超えていた．10回以内の有効以上の割合が75.4%（61例中46例）であったのは，前述の「4）治療日数と治療効果」でも述べたように，早い回数で鍼灸の治療に見切りをつけた症例が含まれているためと考えられ，「やや有効以下」には，治療10回以内の15例中7例（46.7%）が3回以内の治療で鍼灸治療の継続を希望しないで中断していた（図Ⅷ-22）．

6）治療方法の違いと治療効果

　「対象と方法」の「⑪鍼灸治療方針，治療の方法・部位・関連事項」p119で述べたように，鍼灸治療法は，愁訴局所に直接治療を行う局所治療と局所から離れた遠隔部に治療を行う遠隔（部）治療をそれぞれ単独や併用など，いくつかの組み合わせで行った．これは，患者の状況に合わせて治療効果をあげるために治療法を選択した結果である．
　他の治療法との併用も含め遠隔治療を治療開始当初から行ったケースが137例（88.4%）あったのは，愁訴のある頸肩部局所に対する治療を患者があまり好まない傾向にあり，遠隔部治療を第一選択することが多くなった結果であったと考えられる．遠隔治療である程度効果がみられ，局所に残る症状を直接治療することに抵抗感がなくなってから局所治療を行うことになったということである．
　遠隔治療，遠隔治療＋局所治療，遠隔治療後に局所治療の3方法の有効以上の割合は，それぞれ，78.1%，75.0%，79.6%であり，3治療法間に，有効性の違いはなかった．また，著効のみをみると，遠隔治療のみ，遠隔治療と局所治療併用を行った2方法の有効性が高く，遠隔治療後に局所治療を行った群は低かった．さらに，遠隔治療後に局所治療を行った群は無効例の割合が他の2群よりも高かった（表Ⅷ-10）．

これらの結果は，治療法の違いによる治療効果の違いではなく，患者の状態に合わせて（重症度に合わせて）治療法を選択した結果の違いであると考えられる．つまり，遠隔治療のみで治療効果が現れやすい病態は，比較的重症度が低く，局所治療を併用することでより治療効果を求める必要がある病態のほうが重症度が高いと推察される．しかし，初期から局所治療を選択できない病態の場合は，結果的に遠隔治療である程度改善を図り，可能になってから局所治療を加える方法をとったことになったと考えられる．ただし，局所治療を加えても効果があがりにくい病態は重症度が高い症例であり，遠隔→局所の症例にはそのような難治性の患者が多いものと推察される．

おわりに

　　外傷性頸部症候群患者155例に対して鍼灸治療を行い，その有効性を検討した．

①鍼灸初診時の症状は頸部痛や肩部痛など，痛みを主体とした症状が72.9%と多く，自律神経症状は18.1%であった．土屋の型分類に従って分類すると，頸椎捻挫型が64.5%，根症状型が12.9%，バレ・リュー型が14.2%，混合型が5.8%であった．

②鍼灸治療の効果は，155例中，有効以上が120例（77.4%），やや有効以下が31例（20.0%）であり，有効以上の割合が高かった．また，型別の有効率は，混合型が33.3%と低かったが，頸椎捻挫型が85.0%，根症状型が75.0%，バレ・リュー型が68.2%と，他の型はいずれも高い有効率であった．

③鍼灸治療は，外傷性頸部症候群患者に対して，有用な治療法の一つであると考えられた．

（形井　秀一，松本　毅，中村　威佐雄，岡野　克紀）

文　献

1) 形井秀一，松本　毅，澤田裕美子，三村澄美：いわゆるむち打ち損傷に対する上下肢刺鍼の効果について．日本経絡学会誌，23(1)：49-54，1996.

2) 松本　毅，形井秀一．鞭打ち損傷に対する鍼灸治療—早期改善例と無効例の検討—．日本伝統鍼灸学会雑誌，24(3)：24-7，1998.

3) 形井秀一，松本　毅，中村威佐雄：むち打ち損傷に対する鍼灸治療．鍼灸OSAKA，14(4)：49-53，1998.

4) 松本　毅，三村澄美，形井秀一．いわゆる鞭打ち損傷患者1症例に対する鍼灸治療．全日本鍼灸学会雑誌，49(1)：19-26，1999.

5) 形井秀一，松本　毅，中村威佐雄，他：難治な外傷性頸部症候群94例に対する鍼灸治療効果について．慢性疼痛，21(1)：74-6，2002.

6) 高松　徹，杉山眞夫，寺尾知道：むち打ち損傷患者の検討．整形外科と災害外科，43(2)：490-3，1994.

7) 土屋弘吉，土屋恒篤，田口　怜：いわゆるむち打ち損傷の症状．臨床整形外科，3(4)：278-87，1968.

8) 石田　肇：むち打ち損傷の分類（臨床上便宜的に）．現代医療，20：509-12，1988.

9) 日本医師会編，花岡一雄監修：疼痛コントロールのABC．医学書院，1998，pS35.

10) （財）交通事故総合分析センター：交通事故統計年報（平成11年版）．（財）交通事故総合分析センター，2000，p1.

11) （財）交通事故総合分析センター：交通事故例調査・分析報告書（平成12年度報告書）（TCSの症状遷延化因子解明に向けての調査分析）．（財）交通事故総合分析センター，2001，p289-95.

12) 自動車保険料率算定会：自動車保険の概況（平成11年度）．自動車保険料率算定会（自算会）料率業務本部業務サービス部，2001，p19.

13) 大谷　清，斉藤正史，蕪木初枝：追突事故による頸部障害の医学的評価．日本医事新報，3640：48-50，1994.

14) （財）交通事故総合分析センター：交通事故統計年報（平成12年版）．（財）交通事故総合分析センター，2001，p205-15.

15) 津嘉山洋，山下　仁，堀　紀子，他．筑波技術短期大学附属診療所における5年間の鍼灸外来活動報告．テクノレ

ポート，5：217-21，1998.

16) 外間宏昌，古屋由紀，谷村裕光，他．兵庫県立東洋医学研究所附属診療所の初診患者についての調査．全日本鍼灸学会誌，48(1)：96，1998.

17) 内山政二，高橋栄明，桑原修一，古田佳久：鞭打ち損傷の不定愁訴と治療期間．東日本臨床整形外科学会雑誌，6：428-30，1994.

18) 高松　徹，杉山眞夫，寺尾知道：むち打ち損傷患者の検討．整形外科と災害外科，43(2)：490-3，1994.

19) 徳地順子，草間章吉，本村明江，他：鞭打ち症に対する中医学的治療効果について．神奈川県総合リハビリテーションセンター紀要，11：74-6，1984.

20) 徳地順子，村川正行，高橋伸一，他：「鞭打ち症」の不定愁訴に対する針治療効果について．神奈川県総合リハビリテーションセンター紀要，15：79-83，1988.

21) 兵頭正義：頸椎むち打ち損傷に対するペインクリニック．麻酔，17(6)：143-9，1968.

22) 岡田明祐，丸山　衛，野村良太郎：シンポジウムーむち打ち症．日本経絡学会誌，5(6)：40-52，1978.

23) 西崎泰清：鞭打ち損傷による頸椎捻挫の一症例．医道の日本，41(2)：32-7，1982.

24) 飯田清七：鞭打ち損傷および頸腕症候群の鍼灸治療．医道の日本，44(2)：6-14，1985.

② TCS の事故直後・事故後 3 日間・鍼灸初診時の自覚症状について

はじめに

これまで筆者（松本）らは，いわゆるむち打ち損傷（TCS）に対する上下肢刺鍼の有効性[1]や難治例と著効例の違い[2]などの検討を行ってきた．本研究では TCS の「直後」「事故後 3 日間」「鍼灸初診時」の自覚症状の変化や鍼灸治療の効果について検討したので報告する．

対象と方法

対象は 1993 年 3 月から 2001 年 10 月までの 8 年 7 か月間に筑波技術大学附属東西医学統合医療センターを訪れた TCS 患者（155 例）を対象に行った．

分類は，事故直後に自覚した症状を直後症状（「直後」）とし，事故直後には自覚がなかったが，その日のうちから翌々日まで，つまり，事故日を含め 3 日間に自覚するようになった症状を「事故後 3 日間」とし，直後から累積して症状が続いていたら「直後」と「事故後 3 日間」の両方にカウントした．「鍼灸初診時」は鍼灸治療に訪れた初診時とした．

治療効果の評価は，累積効果と直後効果で総合的に判断した．累積効果ありは，ペインスコアの初診時の数値を 10 として治療経過後のペインスコアが 6 以下となった場合で，直後効果は，1 回の治療前後のペインスコアが 2 以上軽減した場合を「効果あり」として，次のように評価した．

ペインスコアが 2 以下となるか，3〜4 でも直後効果があった場合を「著効」，ペインスコアが 3〜4 となるか，5〜6 でも累積効果と治療効果の両方があった場合を「有効」，ペインスコアが 5〜6 となるか，累積効果がなくても直後効果のみあった場合を「やや有効」，累積効果も直後効果もない場合を「無効」とした．

治療にはディスポーザブル鍼を使用し，上下肢の経穴のなかから圧痛・硬結等の反応のある部位に 40 mm・16 号鍼を弾入程度（2〜5 mm）の深さに，15〜20 分間の置鍼を基本として治療した．また，頸肩部に炎症や熱感がない場合や症状が残存した時は患者の了解のもとに 50 mm・20 号鍼の鍼を使用し，硬結や緊張等の反応のある深さまで直

接局所に刺入した．痛みの部位によっては温灸（棒灸）も加えた．治療は週1～2回の間隔で行った．鍼灸治療期間中は，TCSに対する整形外科的な加療は行っていないが，痛みが強い時などに短期間鎮痛剤を服薬したり，ネックカラーを使用した患者もいた．

結　果

①プロフィール

TCS患者数155例のうち男性は59例，女性96例で，年齢は14歳から68歳，平均年齢33.9±10.6歳，罹病期間の平均は316.7±693.8日，治療日数は平均217.3±304.6日，治療回数の平均は29.5±44.3回であった．また，年代別の男女数でみると20歳代が一番多く，各年代で女性が多い結果となった（図Ⅷ-25）．

②事故後の初発症状の発現時期

事故後の初発症状を初発日別でみると，3日目までに155例中129例（83.2%）に何らかの症状が出現している（図Ⅷ-26）．また，事故後の初発症状としては頸部症状がきわめて多く81例（35.1%），次いで自律神経症状が43例（18.6%）であった．その他は外傷，打撲，骨折などが多く占めていた（図Ⅷ-27）．

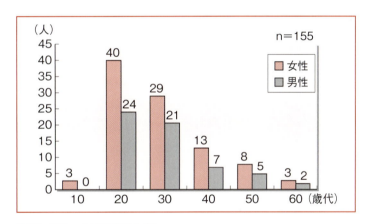

図Ⅷ-25　年代別男女数

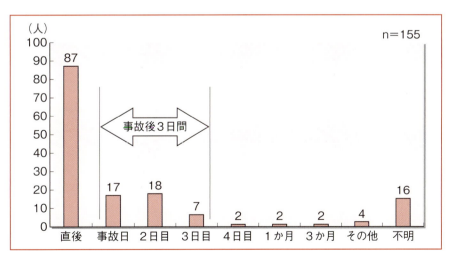

図Ⅷ-26　初発症状の出現時期

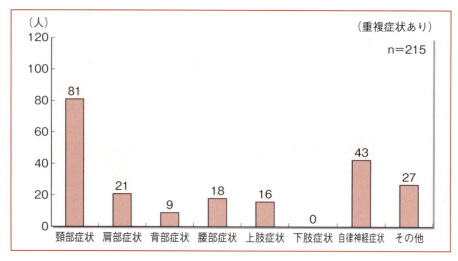

図Ⅷ-27　事故後の初発症状

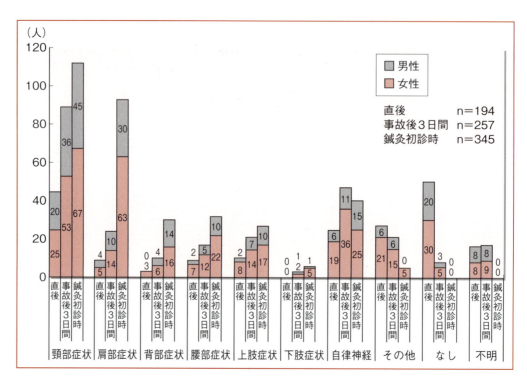

図Ⅷ-28　TCS患者の症状の男女別の推移
　　　　―直後・事故後3日間・鍼灸初診時―（重複回答あり）

　「直後」と「事故後3日間」「鍼灸初診時」の症状を男女別に示した．頸部症状は「直後」の45例から，「事故後3日間」の89例，「鍼灸初診時」の112例と増え，そのほかの肩部症状，背部症状，上肢症状，腰部症状，下肢症状も「直後」から「事故後3日間」「鍼灸初診時」にかけて徐々に増加している．症状がない人は「直後」に50例だったが，「事故後3日間」には8例になり，「鍼灸初診時」には0例となった．自律神経の症状では特異な増減をし，「直後」の25例から「事故後3日間」に47例に増え，「鍼灸初診時」には40例と減少している．

③TCS患者の症状の男女別推移

　症状の推移では，自律神経症状を呈している人を除いて，鍼灸初診時までに一様に増

表Ⅷ-9　症状の詳細（直後・事故後3日間・鍼灸初診時）

直後 症状	人数		事故後3日間 症状	人数		鍼灸初診時 症状	人数	
頸痛	27		頸痛	59		頸痛	71	
頸の圧迫感	2		頸の圧迫感	4		頸の違和感	2	
頸の重さ	5		頸の重さ	12		頸の張り感	11	112
頸の可動域制限	2	45	頸の可動域制限	9	89	頸の重さ	14	
頸のこり	6		頸のこり	3		頸のこり	13	
頸の熱感	2		頸の熱感	1		頸の熱感	1	
頸部知覚異常	1		頸部知覚異常	1				
肩こり	3	9	肩こり	4		肩こり	26	
肩痛	6		肩痛	19	24	肩痛	42	93
			肩の重さ	1		肩の重さ	11	
背部の痛み	1					肩の張り感	14	
背部のこり	1	3	背部の痛み	7		背部の痛み	22	
背部の熱感	1		背部のこり	2	10	背部のこり	4	30
手のだるさ	1		背部の熱感	1		背部の張り感	4	
手首痛	1		手のだるさ	2		上肢の倦怠感	3	
手の可動域制限	1		手首痛	2		上肢痛	6	
手のしびれ	3	10	手の可動域制限	1		上肢の知覚異常	1	27
上肢の違和感	2		手のしびれ	9	21	上肢のしびれ	16	
上肢の脱力感	2		上肢痛	4		上肢の違和感	1	
嘔気	14		上肢の違和感	1		嘔気	2	
頭痛	9	25	上肢の脱力感	2		頭痛	22	
眩暈	2		嘔気	21		目のかすみ	1	40
腰痛	6	9	頭痛	19		頭重感	4	
腰の重さ	3		目のかすみ	1		耳鳴り	4	
下半身の感覚消失	1		耳鳴り	2	47	眩暈	7	
意識消失	3		食欲不振	1		腰痛	30	32
外傷	10		眩暈	3		腰の重さ	2	
打撲	10	27	腰痛	15		下肢痛	3	6
骨折	2		腰の可動域制限	1	17	下肢のしびれ	3	
シートベルト痛	1		腰の重さ	1		膝痛	3	
なし	50		下肢の可動域制限	1		側頭部のしびれ	1	5
不明	16		下肢のだるさ	1	3	肩関節の動作時痛	1	
計	194		下肢痛	1		なし	0	
			下半身の感覚消失	1		不明	0	
			意識消失	1		計	345	
			外傷	5				
			股関節痛	1				
			全身がしびれる	1				
			全身が痛む	1	21			
			尿感覚なし	1				
			胸部痛	1				
			頬部しびれ	1				
			打撲	8				
			なし	8				
			不明	17				
			計	257				

加傾向にあった．また，症状別性差においても各症状とも女性の患者数が男性を上回っていた（**図Ⅷ-28**）．

④症状の詳細

「直後」「事故後3日間」「鍼灸初診時」のそれぞれの詳しい症状を示す．「直後」では，症状がない人が50例（25.8%）といちばん多いが，出現している症状としては頸部痛が27例（13.9%），嘔気14例（7.2%）と続いている．「事故後3日間」では，頸部痛が59例（23.0%），嘔気21例（8.2%），頭痛と肩痛が19例（7.4%）と続いている．鍼灸初診では，頸部痛が71例（20.6%）ともっとも多く，肩痛が42例（12.2%）と続き，腰痛30例（8.7%）となっている（**表Ⅷ-9**）．

⑤鍼灸治療の効果

鍼灸治療の効果は，前述のとおり155例中「著効」70例（45.2%），「有効」50例（32.3%），「やや有効」21例（13.5%），「無効」10例（6.5%），「不明」3例（1.9%），「悪化」1例（0.6%）で，有効以上は120例（77.4%）だった（**図Ⅷ-29**）．

⑥鍼灸治療効果と症状の傾向

上記で分類した効果を「著効と有効」群と「やや有効と無効」群に分け，「事故直後」「事故後3日間」「鍼灸初診時」のそれぞれの症状との傾向を観察した．評価の段階では，「著効」「有効」「やや有効」「無効」の4段階で評価したが，ここでは，「著効と有効」，「やや有効と無効」にわけてグラフにした（**図Ⅷ-30**）．

「著効＋有効」は，事故の直後に症状のない人が多く，頸の症状以外は全体的に愁訴が少ない状態だった．事故後3日間で，頸部症状と自律神経症状を訴える人が増えるものの，鍼灸初診時には自律神経症状のある人は減少し，頸部症状とともに肩部症状が突出して増加していた．

「やや有効＋無効」では「直後」から「事故後3日間」まで何らかの症状が出現している人が多く，「直後」に無症状の人が少ない．頸部や自律神経の症状をはじめ，上肢症状などが多く，鍼灸初診時には頸部症状や自律神経症状，上肢症状はある程度出現している状態が続きながらも，肩部，腰部など多彩な愁訴が合併していた．

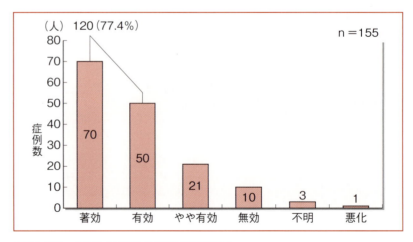

図Ⅷ-29　TCSに対する鍼灸治療効果

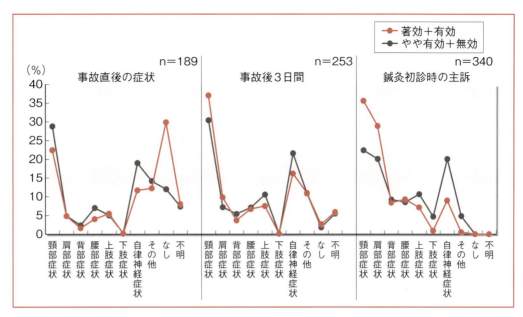

図Ⅷ-30　TCS患者の症状と鍼灸治療効果（事故直後・事故後3日間・鍼灸初診時）

考　察

　TCS患者が事故後，整形外科などを受診し，その後，鍼灸治療を受療するまで，愁訴がどのように変化してきたか，また，効果とも合わせて検討した．

　事故直後からの自覚症状では，土屋ら[3]の報告同様に一時的な症状が多く，症状の出現率としても低い状態だった．一般的には，本格的に症状が出現するのは事故直後から1週間以内といわれ，特に3日目までに90％近く出現するとされている[4)～6)]．原因はいまだ分からない部分も多いが，一つには，軟部組織の過伸展や断裂による炎症反応（出血，浮腫，循環障害，瘢痕）などが痛みに影響しているとされている[7]．そして，それらを抱える患者は整形外科的治療を行い，改善するとそこで治療は終了になるが，残存症状がありながらも整形外科的治療を終了する人[8)～10)]や，その後症状が再発した人などが鍼灸治療を受療するものと思われる．

　効果との兼ね合いでは，多くの主訴が張り感や凝り感といったような鍼灸治療にとって適した状態だったため，効果があったと考える．しかし，比較的効果のよい頸部症状や肩部症状であっても，上肢症状や自律神経症状などを併発すると鍼灸治療効果があがりづらい結果となっている．それは，直後効果があっても累積効果がないためで，結果的に鍼灸治療の脱落につながっている．また，自律神経症状を呈する患者は症状的にも愁訴を多く併発しているとともに心因的要素も絡んでくる可能性があるため，いわゆる難治な患者が多く，鍼灸治療での効果が低い傾向だったと考える．

　「直後」から「事故後3日間」では肩部症状が思ったより少なく，「鍼灸初診時」には，肩部の症状が増加する形を示していた．これは，長期の頸部の緊張が交感神経を刺激し，自律神経系に影響を与えるなどし，徐々に頸部周辺の筋肉の緊張を助長させたためと考える．

　症状の推移において他の報告同様[11)～13)]に，症状の発生率は女性が高い結果だった．これは，一般的に女性は頸部および胸部の筋肉組織が弱いため，それだけ傷害に対する抵抗力が弱いということが考えられる．

事故による慢性疼痛は，持続する疼痛刺激によって神経系に可塑性変化が生じ，それが神経回路における痛みの記憶として残り慢性疼痛になるという[14]．今回，「鍼灸初診時」の罹病期間は平均316.7日と長く慢性化の時期に入っていたが，鍼灸治療により症状を毎回丹念に取り除くとともに定期的な通院により症状の改善はもちろんのこと，痛みの記憶を緩和する事ができた結果，鍼灸の効果が高かったものと考える．

上記の記載にもあるように，「直後」や「事故後3日間」の状態を把握するにあたって罹病期間の平均が長く，「鍼灸初診時」に患者が事故当初の記憶から評価したため，事故後からの心因面や身体のいろいろな状態が表現に反映している可能性も示唆される．

まとめ

TCSに対して，直後，事故後3日間，鍼灸初診時の自覚症状の推移を比較検討した．
①愁訴の数は頸部症状を含め全体的に増加傾向にあった．特に肩部症状は「事故後3日間」から鍼灸初診時に顕著に増加した．
②自律神経症状は「直後」から「事故後3日目」までに増加し，鍼灸初診時には減少していた．
③「直後」に症状が出現した人は66.0％で，「事故後3日間」までに90.3％，その後全例に愁訴が出現していた．
④頸部や肩部の症状は鍼灸治療で効果があがりやすく，自律神経症状や上肢症状が同時にある場合は効果があがりづらい傾向にあった．

文　献

1) 形井秀一，松本　毅，澤田裕美子，他：いわゆるムチウチ後遺症に対する上下肢刺鍼の効果について．日本経絡学会誌，23(1)：49-54，1996.

2) 松本　毅，形井秀一：鞭打ち損傷に対する鍼灸治療—早期改善例と無効例の検討．日本伝統鍼灸学会誌，24(3)：24-7，1998.

3) 土屋弘吉，土屋恒篤，関本　諦，他：いわゆるむち打ち損傷の症状について．災害医学，11：376-87，1968.

4) 桐田良人，田中三郎，宮崎和躬："いわゆる鞭打ち損傷"—治療論—整形外科の立場から．臨床整形外科，3(4)：288-314，1968.

5) 山田秀大：頸椎むち打ち損傷の臨床．Orthopaedics，6(12)：15-23，1993.

6) 高松　徹，杉山眞夫，寺尾知道：むち打ち損傷患者の検討．整形外科と災害外科，43(2)：490-3，1994.

7) S.M.フォアマン，A.C.クロフト著，竹谷内宏明監訳：ムチ打症の診断　頸部加速／減速症候群．エンタプライズ，1989，p295.

8) 川上　守，玉置哲也：急性腰痛とむち打ち損傷のプライマリケア．脊椎脊髄ジャーナル，14(11)：969-73，2001.

9) 後藤正隆，伊地知正光，粟国順二，他：当院における頸椎捻挫例の検討．整形外科と災害外科，43(2)：494-6，1994.

10) 斎藤吉由，相良正志，井上　博，他：鞭打ち損傷患者の社会的予後．整形外科と災害外科，43(2)：513-5，1994.

11) Bocchi L, Orso CA：Whiplash injuries of the cervical spine. Ital J Orthop Traumatol, 9 Suppl：171-81, 1983.

12) Schutt CH, Dohan FC：Neck injury to women in auto accidents. JAMA, 206(12)：2689-92, 1968.

13) Hohl M：Soft-tissue injuries of the neck in automobile accidents. J Bone Joint Surg, 56A(8)：1675-82, 1974.

14) 遠藤健司編著：むち打ち損傷ハンドブック　頸椎捻挫から脳脊髄液減少症まで．シュプリンガー・ジャパン，2006，p35.

❸ TCS の鍼灸治療後の患者に対するアンケート調査

はじめに

　TCS の鍼灸治療は，1996 年に療養費の支給対象となる疾病の類症疾患として頸椎捻挫後遺症が加えられことにより，医師の同意のもとに保険で行うことが可能になった．そのため，頸椎捻挫という疾患に対する鍼灸の効果を明らかにすることが求められるようになった．

　そのような背景のもとに，筆者（松本）らは，いわゆるむち打ち損傷頸椎捻挫患者 105 例に対する鍼灸治療の効果について，有効以上が 86 例（81.9%）と高い有効率であったことを報告した[1]．

　しかし，効果の評価は主に治療中に行うため，治療後の患者の状態は不明な点が多い．特に TCS 患者の場合，事故の要因は複雑で症状が多岐にわたる者も少なくなく[2]，治療期間と保障の問題[3],[4]や仕事と治療の兼ね合いの難しさなどが絡み，安定した日常生活や精神状態でいられない場合もある[5]．そして，治療が終了してもその不安定な日常は続いているにもかかわらず，治療者は治療終了後の患者の日常の様子に触れることが難しいのが実情である．

　そこで本研究では，鍼灸治療終了後の患者の経過や様子を確認するためにアンケート調査を行い，鍼灸治療が TCS 患者にとってどの程度有効であったのか調査したので報告する．

対象と方法

　1998 年 3 月までに，筑波技術大学東西医学統合医療センター鍼灸外来にて TCS による症状の改善を目的に鍼灸を受療し，終了となった TCS 患者 85 例に，往復とも郵送で，記名式のアンケート調査を実施した．その結果，43 例から回答があった．85 例中 2 例は宛先不明であったので，有効回答率は 51.8%（83 例中 43 例）であった．男女比は 13：30，平均年齢は 37.0±13.8 歳であった．治療終了からアンケート実施日（1998 年 3 月 1 日）までは平均して 585.7 日であった．鍼灸治療初診時の型別の症例数は，土屋ら[6]の分類を参考に筆者らが 5 型に分類し，頸椎捻挫型 26 人，根症状型 6 人，バレ・リュー型 8 人，混合型（根症状とバレ・リューの両症状ある場合）2 人，脊髄症型 1 人とした．アンケートの質問項目は，鍼灸治療終了時と現在の自覚症状の程度，再診状況，保険など，TCS に対する鍼灸治療の効果の評価に関する事項とした（**図Ⅷ-31**）．

結　果

1) 鍼灸治療の効果について，43 名中，（効果が）「あった」が 33 人（76.7%），「少しあった」が 5 人（11.6%），「なかった」が 3 人（7.0%），「悪くなった」が 1 人，無回答が 1 人であった．

2) 治療終了直後の症状の程度について，初診時（治療前）を 10 とした時の数値を回答してもらったところ，43 人中，「0」が 7 人（16.3%），「1」と「2」がそれぞれ 4 人（9.3%），「3」が 10 人（23.3%），「5」が 5 人（11.6%），「7」が 2 人（7.0%），それ以外の「4」，「6」，「8」，「9」，「10」がそれぞれ 1 人，無回答が 6 人だった（**図Ⅷ-32**）．

アンケート項目

1998 年 3 月
_____ 様

　下記の項目について該当する番号に○をつけて下さい

1.　あなたのむち打ちの症状に対して，本学のはり・きゅう治療の効果は有りましたか.
　　　1，あった　2，少しあった　3，なかった　4，悪くなった

2.　はり・きゅう治療終了直後の症状の程度について数値に○をつけて下さい.
　　　0・1・2・3・4・5・6・7・8・9・10　（0 は症状が無い状態）
　　　（初めてはり・きゅう治療に来院した時（治療前）を 10 として）

3.　現在の症状の程度について数値に○をつけてください.
　　①　0・1・2・3・4・5・6・7・8・9・10　（0 は症状が無い状態）
　　　（初めてはり・きゅう治療に来院した時（治療前）を 10 として）
　　②　症状が残っている方（0 以外の方）にお聞きします.
　　　②-1　どこに残っていますか.
　　　　1，首　2，肩　3，背中　4，その他（　　　　　）

　　　②-2　残っているのはどのような症状ですか.
　　　　1，こり感　2，はり感　3，痛み　4，その他（　　　　　）

　　　②-3　何処か（病院やその他）で治療をしましたか.
　　　　1，整形外科　2，本学のはり・きゅう治療室　3，その他のはり・きゅう治療院
　　　　4，接骨院　5，かかっていない　6，その他（　　　　　　）

　　　②-4　前項（②-3）で「1，3，4，6」のどれかを選んだ方に，その理由をお聞きします.
　　　　1，本学のはり・きゅう治療があわなかったから　2，治療費が高いから
　　　　3，1 回の治療時間が長かったから　4，本学まで遠かったから　5，その他（　　　　　）

　　　②-5　現在も治療を受けていますか.
　　　　1，うけている　2，うけていない

4.　本学のはり・きゅう治療を終了した理由についてお聞きします.
　　　1，症状が無くなったから　2，症状が日常生活で支障のない程度になったから
　　　3，時間が無かったから　4，1 回の治療時間が長かったから　5，はり・きゅう治療が合わなかったから
　　　6，治療費が高いから　7，その他（　　　　　）

5.　再発に対する不安はありますか.
　　　1，ある　2，ない

6.　再発防止のために心がけていることが何かありましたらお書き下さい.
　　　（　　　　　　　　　　　　　　　　　　　　　　　　　　　　　　　　）

7.　はり・きゅう治療と整形外科の治療では，どちらの治療が適していましたか.
　　　1，はり・きゅう　2，整形外科　3，どちらとも言えない

8.　なぜ，はり・きゅう治療を受けようと思いましたか.
　　　1，病院で勧められて　2，病院での治療が無効だったのではり・きゅう治療に期待して
　　　3，知人に勧められて　4，その他（　　　　　）

9.　頸に直接治療することへの不安がありましたか.
　　　1，あった　2，なかった

10.　保険を使われたかたにお聞きします.
　　①　保険による保証が終了したのはいつですか.
　　　1，はり・きゅう治療終了にともなって（　　　　　）日後に終わった.
　　　2，はり・きゅう治療後も保険を（　　　　　）ヶ月ぐらい持続した.
　　　3，まだ終わっていない.
　　②　保険会社の対応はどうでしたか.
　　　1，よかった　2，よくなかった　3，どちらとも言えない
　　③　支払われた補償の程度はどうでしたか.
　　　1，請求分すべて　2，医療費のみ　3，なし　4，その他（　　）
　　④　加害者の対応はどうでしたか.

　　　　1，よかった　2，悪かった　3，どちらとも言えない
11. むち打ちになったことで，転職，休職，退職等をしたり，また，その後，困ったことや出来なくなったことがあれば，お書きください．
　　（　　　　　　　　　　　　　　　　　　　　　　　　　　　　　）
12. むち打ちのはり・きゅう治療を受ける前に，はり・きゅうの治療を受けたことがありましたか．
　　　　1，あった　2，なかった
13. はり・きゅう治療を受けることへの不安がありましたか．
　　　　1，あった　2，なかった　3，どちらとも言えない
14. はり・きゅうにどのようなイメージを持っていましたか．
　　（　　　　　　　　　　　　　　　　　　　　　　　　　　　　　）
15. はり・きゅう治療を受けた後にはどのようなイメージを持ちましたか．
　　（　　　　　　　　　　　　　　　　　　　　　　　　　　　　　）
16. 今後，別の病気（症状）になったときはり・きゅう治療を受けてみたいと思いますか．
　　　　1，思う　2，思わない　3，その他（　　　　　）
17. 治療期間はどうでしたか．
　　　　1，思ったよりかかった　2，短かった　3，どちらとも言えない
18. はり・きゅうに対して何かご意見をお書きください．
　　[　　　　　　　　　　　　　　　　　　　　　　　　　　　　　]

　　　　　　　　　　　　　　　　　　　　　　　　　ご協力ありがとうございました．

図Ⅷ-31　アンケートの質問項目

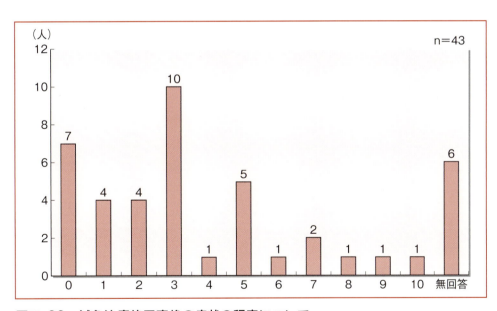

図Ⅷ-32　鍼灸治療終了直後の症状の程度について

　　　3）アンケート回答時の症状についてたずねた．
　　　　①現在の症状の程度については，初診時（治療前）を10としてアンケート実施時の数値を尋ねたところ，43人中，「0」が3人，「1」が9人，「2」が7人，「3」が6人，「4」が1人，「5」が5人，「6」が0人，「7」が3人，「8」が3人，「9」が2人，「10」が1人，無回答が3人だった（図Ⅷ-33）．

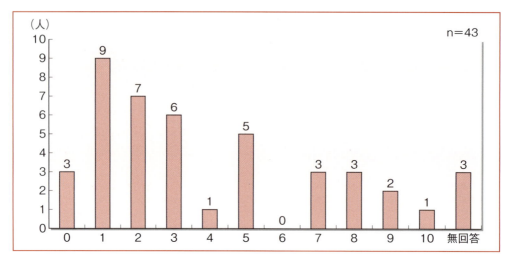

図Ⅷ-33　アンケート回答時の症状の程度について

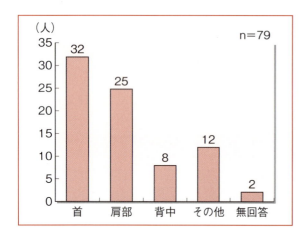

図Ⅷ-34　症状が残っている部位について（重複回答あり）

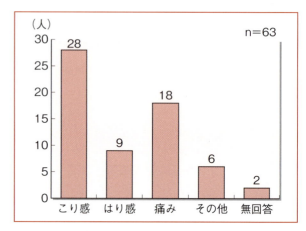

図Ⅷ-35　残存している症状について（重複回答あり）

②症状が残っている場合に対してその部位を尋ねたところ（複数回答），「首」が32人，「肩」が25人，「背中」が8人，「その他」は12人（頭部が5人，手先4人，耳，全身，腰部がそれぞれ1人），無回答が2人だった（図Ⅷ-34）．

また，残っている症状の内容（複数回答）は，「こり感」は28人，「はり感」は9人，「痛み」は18人，「その他」は6人で，無回答が2人だった．その他の内容は，圧迫感，麻痺，しびれ，重だるさであった（図Ⅷ-35）．

残存した症状に対しての病院やその他の受診歴（複数回答）を聞いたところ，「整形外科」は15人，「本学のはり・きゅう治療室」5人，「その他のはり・きゅう治療院」0人，「接骨院」1人，「かかっていない」22人，「その他」3人（整体，自分のマッサージ機，脳神経外科）であった．

これについて「本学のはり・きゅう治療室」「かかっていない」以外を選んだ回答者（19人）に本学鍼灸室を受診しなかった理由を聞いたところ，「本学のはり・きゅう治療が合わなかったから」が2人，「治療費が高いから」が1人，「1回の治療時間が長かったから」が0人，「本学まで遠かったから」が2人，「その他」が10人（効果が一時的なため，医師の判断，保険がきかないため，時間の都合など），無回答が5人であった．

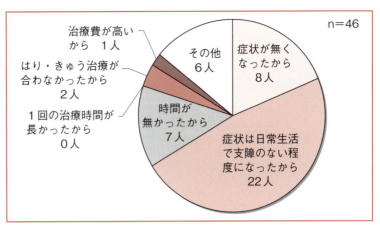

図Ⅷ-36　鍼灸治療を終了した理由について（重複回答あり）

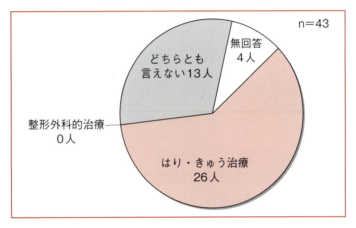

図Ⅷ-37　症状に対して適している治療法について

　　　　現在も治療を受けているか否かを聞いたところ，「うけている」が9人，「うけていない」が29人，無回答が5人だった．
4) 鍼灸治療を終了した理由について（複数回答）は，「症状が無くなったから」が8人，「症状は日常生活で支障のない程度になったから」が22人，「時間が無かったから」が7人，「1回の治療時間が長かったから」が0人，「はり・きゅう治療が合わなかったから」が2人，「治療費が高いから」が1人，「その他」が6人（保険が切れたため，効果が元に戻るのが早いため，よくならない，医師の判断，家庭の事情，遠いため）であった（**図Ⅷ-36**）．
5) 症状再発の不安があるか否かを聞いたところ，「ある」が32人，「ない」が6人，無回答が5人だった．
6) 再発防止対策として患者が行っていること（自由記述）は，「体操，ストレッチ，スイミングなどで体を動かす」「仕事や重い物を持つなど無理をしない」「規則正しく生活をする」「安全運転」などであった．
7) 各自の症状に対して適していると感じた治療法を鍼灸治療と整形外科治療との比較で聞いたところ，「はり・きゅう」26人，「整形外科」0人，「どちらとも言えない」13人，無回答が4人だった（**図Ⅷ-37**）．
8) 鍼灸治療を受診した理由（複数回答）を聞いたところ，「病院で勧められて」が22人，「病院での治療が無効だったのではり・きゅう治療に期待して」が13人，「知

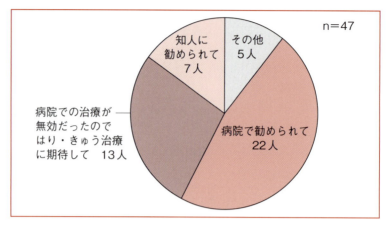

図Ⅷ-38　鍼灸治療を受診した理由について（重複回答あり）

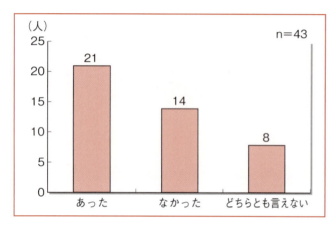

図Ⅷ-39　鍼灸治療を受けることへの不安感について

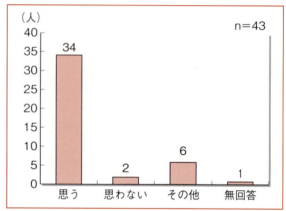

図Ⅷ-40　今後，別の症状になった時に鍼灸治療を受けてみたいと思うか

　　人に勧められて」が7人，「その他」が5人であった．その他の内容は，服薬し続けるのに抵抗があった，なかなかよくならなかった，鍼灸治療に興味があった，鍼灸経験者のため，があげられていた（図Ⅷ-38）．

9) 頸に直接治療することへの不安があったかを聞いたところ，「あった」が22人，「なかった」が17人，無回答が4人であった．

10) 保険を使った際の保険会社の対応については，「よかった」が5人，「よくなかった」が12人，「どちらとも言えない」が12人，無回答が14人だった．また，保険でどの程度補償されたかという問いに対しては，「請求分すべて」が14人，「医療費のみ」が8人，「なし」が1人，「その他」が5人，無回答が15人だった．加害者から被害者への対応については，「よかった」が4人，「悪かった」が18人，「どちらとも言えない」が7人，無回答が14人だった．

11) TCSになったことで，仕事に影響があったり，その後，困ったりできなくなったことがあるかを聞いたところ（自由記述），「パソコンなど長時間の作業がすぐに疲れてしまい困難になった」「寒さや雨など天候により症状が変化する」「症状の影響で休職や転職，退職などをした」「肉体的な，労働，作業やスポーツが困難になった」と記述されていた．

12) 今回のTCSの鍼灸治療を受ける以前に鍼灸治療の受診歴があるか否かの回答は，

「あった」が10人,「なかった」が32人,無回答が1人だった.

13) 鍼灸治療への不安については,「あった」が21人,「なかった」が14人,「どちらとも言えない」が8人だった（図Ⅷ-39）.

16) 今後,他の病気（症状）で鍼灸治療を受けたいかという問いには,「思う」が34人,「思わない」が2人,「その他」が6人,無回答が1人だった.その他は,症状により判断,わからないであった（図Ⅷ-40）.

17) 鍼灸の治療期間の長さについてどのように感じているかは,「思ったよりかかった」が13人,「短かった」が12人,「どちらとも言えない」が14人,無回答が4人だった.

考察

TCSに対する鍼灸治療の有効性については,これまでいくつかの報告がある.しかし,治療後の経過を調査した報告は整形外科分野ではいくつかみられたが[7),8)],鍼灸関連の分野ではみられなかった.

今回の調査での有効率は,43人中33人（76.7％）が効果が「あった」と答えた〔前項結果1)〕.これは,形井ら[1)]が行った105例での治療終了時の有効率の研究報告（有効以上は86例：81.9％）,あるいは,本書Ⅷ章「1 交通事故等による後遺症患者155例に対する鍼灸治療の効果について」の「図Ⅷ-15」の有効以上120例（77.4％）に近く,本疾患に対する鍼灸治療については,1年7か月後に患者がアンケートに答えて評価しても,鍼灸治療終了時とほぼ同様の有効率であった.

症状の程度について,治療終了時と現在の症状（平均585.7日経過した後）のNRSの数値をグラフに示す（図Ⅷ-41）.現在は,「1」や「2」が増えたが,治療直後「0」と評価した人は半分以下に減少した.また,治療終了直後「3」と評価した者が半分近く減った.これは「3」と評価した者の頸・肩などの凝り感や張り感などが時間の経過とともに改善され,「1」や「2」へと評価の数値が低くなっていたと考えられる.しかし「現在も治療を受けているか」という問いに「うけている」が9人（20.9％）,「うけていないが」29人（67.4％）〔同3)〕と,7割近い人が治療を必要とせず生活できている状態であることも明らかになった.

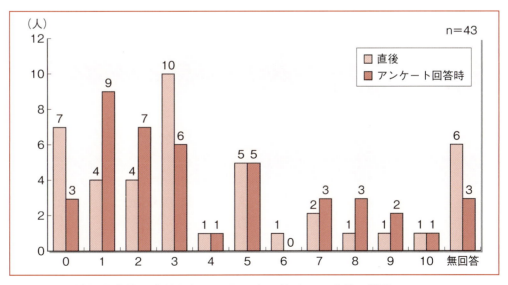

図Ⅷ-41　鍼灸治療終了直後からアンケート回答時への症状の推移

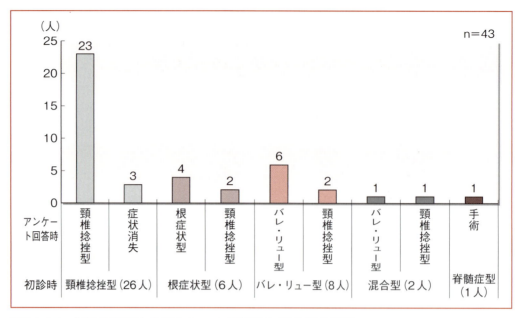

図Ⅷ-42 鍼灸初診時からアンケート回答時の型分類の推移

　この残存症状については，日常生活上の疲労等の影響なども考慮の必要がある．「むち打ちになったことで，仕事に影響があったり，その後，困ったり，できなくなったことがあるか」という設問の回答〔同11)〕では，疲れやすくなったり，天候により症状が出現したりなど，何らかの症状が出現していることが分かり，その要因の一つとして，事故の影響が存在していることが推察される．

　アンケート時の残存部位をみると，多い順に，頸部，肩部，その他，背部と続き，症状としては，凝り感，痛み，張り感とつづいた〔同3)〕．これを鍼灸初診時で評価した土屋[6]の型分類別に残存症状のある者の数をみると（図Ⅷ-42），初診時に頸椎捻挫型だった26人は，頸椎捻挫型23人，症状消失3人に移行した．根症状型だった6人は，根症状型4人，頸椎捻挫型2人に移行した．バレ・リュー型だった8人は，バレ・リュー型6人，頸椎捻挫型2人に移行した．混合型（バレ・リュー型と根症状型）だった2人は，バレ・リュー型1人，頸椎捻挫型1人へ移行した．脊髄症型の1人は，手術を行い分類ができなかった．

　保険会社の対応や補償の程度，加害者の対応などについて，「保障と症状」「補償と治療期間」等に関する報告は，多岐にわたり国内外でも報告が多い[9〜11]．今回のアンケート調査ではそれらの問題に触れていないが，保険の終了している現在の症状として，残存症状があり，再発に対する不安を抱え，仕事や日常生活の中で自分なりの症状緩和をめざし日々生活していることがうかがわれた．そして，再発など症状の再出現時には，NRSによる鍼灸の「有効率」の高い評価や，「適している治療法」「他の疾患に対する鍼灸治療受診要望」の回答率の高さからも，鍼灸治療を選択肢の一つとできることは，TCS患者にとって精神的肉体的な援助の一つとなりうると考える．

結　　論

　鍼灸治療を行ったTCS患者85例に対して治療効果に関するアンケート調査を行った．43例中33例（76.7％）が有効であったと回答した．また，86.0％に治療や保険が終了した後も，何らかの残存症状のあることがうかがえた．また，79.1％の協力者が

「今後，他の疾患でも鍼灸治療を受けてみたい」と回答していることから，鍼灸治療はTCS以外の身体的症状や精神面に対しても有用な治療法であると回答者が期待していることがアンケート調査からうかがえた.

（松本　毅，形井　秀一）

文　献

1) 形井秀一，松本　毅，中村威佐雄：いわゆる鞭打ち損傷患者105例に対する鍼灸治療の効果について．日本東洋医学会雑誌，48(6)：167，1998．（会議録）
2) 土屋弘吉，土屋恒篤，田口　怜：いわゆるむち打ち損傷の症状．臨床整形外科，3(4)：278-87，1968.
3) 竹内孝仁：外傷性頸部症候群診療の現状と問題点―レセプト調査を中心に―．Orthopaedics，12(1)：9-13，1999.
4) 遠藤健司，田中英俊，田中　惠，他：後遺症を残したむち打ち関連障害の検討．東日本整形災害外科学会雑誌，17(4)：666-9，2005.
5) 森田展彰：むち打ち損傷についての精神医学的側面―心因の行動学的評価の方法序説．脊椎脊髄ジャーナル．5(12)：1023-7，1992.
6) 土屋弘吉，土屋恒篤，関本　諦，他：いわゆるむち打ち損傷の症状について．災害医学，11：376-87，1968.
7) 酒匂　崇，森永秀史，富村吉十郎，馬場順久：いわゆる「鞭打ち損傷」のアンケートによる予後調査．臨床整形外科，5(9)：732-5，1970.
8) 江川　正，朝長圓夫，植松伸久，他：むちうち損傷の治療．整形外科と災害外科，43(2)：507-9，1994.
9) Schrader H, Obelieniene D, Bovim G, et al：Natural evolution of late whiplash syndrome outside the medicolegal context. Lancet, 347(9010)：1207-11, 1996.
10) Partheni M, Constantoyannis C, Ferrari R, et al. A prospective cohort study of the outcome of acute whiplash injury in Greece. Clin Exp Rheumatol, 18(1)：67-70, 2000.
11) 児玉俊夫：頸椎鞭打ち損傷の治療．災害医学，12(9)：892-6，1969.

❹ 整形外科治療と鍼治療を併用して改善がみられたTCSの一症例

緒　言

TCSは頸椎捻挫やいわゆるむち打ち損傷と呼ばれる疾患であり，頸肩背部痛を中心にした多彩な愁訴が特徴である．その大半は3か月以内で治癒するが，3か月以上の治療期間を要する難治例が約17％あると高松は報告している[1]．長期の不定愁訴に悩んでいるTCSの患者が鍼灸により症状の緩解をみることは，鍼灸臨床上経験するところである.

今回，追突事故受傷直後から整形外科治療と鍼治療を同時に開始し，治療終了までに10か月を要したTCSの一症例について，鍼治療が有用であったと思われる経験をしたので報告する.

症　例

38歳女性，公務員.

主訴：肩こりと頭痛を伴った肩背の痛みと指のしびれ.

既往歴：特になし.

現病歴：X年4月8日夕方，軽自動車を時速約30kmで運転中，猫が飛び出てきて急ブレーキをかけ，後方より追突された．直後には症状はなかったが，18時過ぎに救

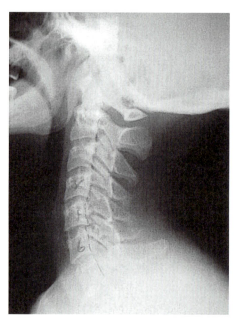

図Ⅷ-43　症例のX線画像

急外来を受診．翌日から指のしびれ，その次の日から肩背の痛みが出現して，4月10日に鍼治療を希望した．A整形外科での診断は頸椎捻挫・外傷性頸部症候群．チザニジン塩酸塩（筋緊張緩和剤），ロキソプロフェンナトリウム（解熱鎮痛消炎剤），メコバラミン（ビタミンB剤），トフィソパム（催眠鎮静剤），メトクロプラミド（消化薬），フェルビナク（非ステロイド系消炎鎮痛塗布薬），ジクロフェナクナトリウムと湿布薬およびネックカラーを処方され，物理療法として低周波治療を行った．X-Pの所見は，A整形外科ではstraight neckと診断されたが，約1か月後，職場から通院しやすくするために転院したB整形外科ではC4/5，C5/6椎間板変性を指摘された．B整形外科での画像を図Ⅷ-43に示す．

理学所見：身長159.5 cm．体重53.0 kg．血圧120/80 mmHg．頸部の運動制限や筋力低下は特になく，腱反射の異常や病的反射もなかった．左第4指のしびれがあり，左胸鎖乳突筋，左右僧帽筋上部線維に筋緊張があった．症状の増悪の可能性があるのでジャクソンテストやスパーリングテストは実施しなかった．皮下出血を起こしやすい．

経　過

治療期間はX年4月10日〜X+1年1月23日までの約10か月，治療回数は49回であった．鍼はS社ディスポーザブル鍼（No.1）直径0.16 mm，長さ40 mmを用い，形井らの報告に基づき[2),3)]，公孫，大鐘，三陰交，漏谷，少海，孔最，郄門など上肢，下肢のみに切皮程度の刺鍼で約15分置鍼．評価は痛みに関する数値的評価スケールNRS（Numerical Rating Scale）を用い，本症例でもっとも辛かった強さを10，症状のない状態を0として，治療前後で患者の感じる強さを問診し，NRSが約50％改善することを目安に治療した．

鍼治療当初より，1回治療後のNRSの数値改善は，治療前8〜6が治療後は1〜2まで減少する場合がほとんどであった．指のしびれは1週間以内に消失，頭痛は間歇的に出現したが，治療経過中は特に背中の張りを訴えることが主だった．患者は主訴の程度が重い時の鍼治療の即効性と直後効果が整形外科治療に比べて非常によいことを自覚

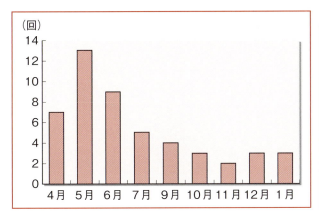
図Ⅷ-44　月間治療回数と治療経過

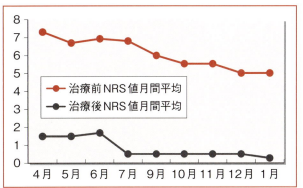
図Ⅷ-45　鍼治療前後の月間平均NRS値の変化

し，治療後の爽快感を感じるとたびたび話した．整形外科治療を週に2回ほど定期的に受けながら，特に仕事に支障が出るほど症状が重いときに鍼治療を希望した．整形外科での治療は低周波治療と湿布薬の処方が中心で，鍼治療期間中に大きな変化はない．X年の秋ごろから，治療前のNRSは6～5になり，治療回数ももっとも多い5月の13回から11月には2回と減少し，整形外科治療は続けたが，事故10か月後には重い症状の出現はほとんど消失した．気象変動などにより，NRS値が5前後の症状が出現することもあるが，仕事や日常生活に支障をきたすことはほとんどないので，患者の納得のうえで，X+1年の1月に鍼治療は終了した．月間治療回数の変化を図Ⅷ-44に，鍼治療前後の月間平均NRS値の変化を図Ⅷ-45に示す．月間治療回数とともに鍼治療前NRS値の月間平均値が減少した．

考　察

　土屋は外傷性頸部症候群をその病態から表Ⅰ-5（p8）のように5分類している[4]．本症例の病態は，当初，指のしびれを伴う根症状が短期間みられ，頭痛などのバレ・リュー症状も間歇的に呈したので，初期は混合型であったと考えられる．しかし，その後は，頸肩背部の凝りや痛みを主症状とし，間歇的にバレ・リュー症状を呈する程度であったので，大半の時期は，頸椎捻挫型であったと考える．TCSのなかには比較的軽い追突事故でも難治例になる場合もあり，患者側の心身の特別な病態がかかわっている可能性がある．また，治療の長期化の背景には，患者の病態だけではなく，医師の知識や判断の不足などの医療側の背景もあることが指摘されている[5]．

　さらに，最近は，むち打ち損傷の原因が外傷性低髄液圧症候群であるとの指摘もあり，患者の静脈血を硬膜外腔へ注入するブラッドパッチ療法が有効であるとも報道されている．その有効性は学会や司法の場でも議論されているが[6]，EBMはまだ確立されていない．いずれにしても，長期の不定愁訴に悩んでいるTCSの患者が存在しており，以前から社会的にも問題になっている．このような患者は整形外科治療を中心にさまざまな治療を試みるが，大谷らは約13%が鍼灸治療などを受診すると報告している[5]．

　一般的に運動器疾患の鍼灸の治療部位については，愁訴局所に施術することが多いが，TCSは患部の鍼施術で症状が増悪することも報告されている[2]．本症例では，特に症状が強い時に鍼治療を希望したので，病状が増悪することは極力避けるように治療

法を選択した．すなわち，筆者（箕輪）らのこれまでの経験から，上下肢などの遠隔部治療で症状の改善がみられたので[2]，本症例では上下肢の遠隔部鍼施術を第一選択とし，症状の改善が著しくない場合に，病状の悪化がないよう慎重に刺激量を考慮しながら，患部の治療を導入していく方針で治療に当たった．しかし，治療当初より上下肢の遠隔部治療だけで症状の改善がみられたので，治療は最後まで遠隔部のみに行った．

　形井らは，3か月以上整形外科的治療を続けながら，症状改善に満足しない難治性の外傷性頸部症候群 94 例に対する鍼灸治療の症例集積で，罹病期間が 1 年以内であれば，混合型以外の型では，鍼灸治療は高い効果が期待できると報告した[3]．本症例は，治療期間から考えると難治例に相当するが，整形外科治療を続けながらも，特に症状の強い時に鍼治療の直後効果によりその症状を緩和することで，通常の生活を維持しながら仕事を続けることができた．このことは，本症例のような病態患者の場合は，鍼治療が有効な選択肢であることを示唆しているものと考える．しかし，10か月間の治療期間を考えると，自然治癒による緩解もなお考慮する必要があり，今後，ランダム化比較試験等により，外傷性頸部症候群に対するエビデンスに基づいた鍼灸治療を確立することが必要である．

結　語

　難治性の TCS の一症例に対して，受傷直後から整形外科治療に併用して鍼治療を行った．頸椎捻挫型と考えられる本症例は，鍼治療の直後効果の高さと治療後の爽快感を感じ，治療を続けることができた．鍼治療は上肢下肢の遠隔部治療のみで，月間治療回数や治療前の NRS 値が減少し，約 50 回の治療で，重い症状の改善をみた．治療の長期化に悩み，社会的にも問題になるケースがある難治性の外傷性頸部症候群に対して，鍼治療の有用性が示唆された一症例であると考える．

（箕輪　政博，形井　秀一）

文　献

1) 高松　徹，杉山眞夫，寺尾知道：むち打ち損傷患者の検討．整形外科と災害外科，43(2)：490-3，1994.
2) 形井秀一，松本　毅，澤田裕美子，他：いわゆるムチウチ後遺症に対する上下肢刺鍼の効果について．日本経絡学会誌，23(1)：49-54，1996.
3) 形井秀一，松本　毅，中村威佐雄，他：難治な外傷性頸部症候群 94 例に対する鍼灸治療効果について．慢性疼痛，21(1)：74-6，2002.
4) 土屋弘吉，土屋恒篤，田口　怜：いわゆるむち打ち損傷の症状．臨床整形外科，3(4)：278-87，1968.
5) 大谷　清，斉藤正史，蕪木初枝：追突事故による頸部障害の医学的評価─長期療養例の分析から─．日本医事新報，3640：48-50，1994.
6) 大谷　清：外傷性低髄液圧症候群─むち打ち損傷にかわって登場．骨・関節・靱帯，18(9)：765-7，2005.

153

IX 国内の自動車事情の変遷と交通事故について

　TCS の原因としてもっとも多いのは自動車事故であるが，自動車事故以外にも，自転車事故，ラグビー・柔道などのスポーツの際の外傷，高いところからの落下，転倒，人との衝突など，頸部に衝撃が加わるようなイベントなどにより TCS は発症する．筆者（形井）がこれまで患者から聞いたもっとも印象的な発症イベントは，職場でなにかの拍子にキャスター付きの椅子に乗ってしまって，その勢いのまま椅子が走り出し，壁に激突して TCS になってしまったというものである．事務仕事中にも TCS が起こることには驚かされる．

　だが，やはり TCS の原因としては自動車事故がもっとも多いので，わが国の交通関係インフラや交通事故の歴史について触れておきたい．

1 国内における交通インフラ

鉄道・道路整備の歴史

　わが国の近代的な交通インフラの整備は，明治維新以降，まず鉄道から始まった．1872 年（明治 5 年）に新橋〜横浜間に日本最初の鉄道が開通し，1881 年の日本鉄道会社設立から私有鉄道（私鉄）が多数建設されるようになる．その後，1892 年の鉄道敷設法，1906 年の鉄道国有法により，9 割が官営鉄道となった．また，昭和になると都市化が進んだことで郊外電車が多数建設され，さらに 1927 年には日本最初の地下鉄が浅草〜上野間に開通した．このように，明治政府は鉄道優先策をとり，車用の道路整備は遅れることになる．

　国内の道路は，1876 年に国道，県道，里道の 3 種類に分類され，1885 年には国道が 40 路線認定された．さらに，1919 年の旧「道路法」が公布されてから道路の整備は本格的に進むようになる．しかし，「第二次世界大戦直後の日本の道路整備は欧米に比べるとまだ極めて低い水準であった」[1]．そのため昭和前半生まれの人には，移動は公共交通機関（つまり鉄道）という意識が強いであろう．第二次世界大戦後の 1952 年に「道路法」が制定されて，本格的な道路整備が行われるようになった．

戦後の交通インフラ整備

　第二次世界大戦後，戦後復興を目指して，分野別の長期整備計画が始められた．港湾整備，下水道整備，空港整備，治水事業等の長期計画が 1960 年以降に始まったのに対し，道路整備は「道路整備緊急措置法」に基づき，道路整備五箇年計画が他の分野に先駆けて 1954 年に始められ，11 次まで続くことになる[1]．

　1950 年代後半には生産財および消費財の生産性が著しく向上し，高度経済成長が始まった．そして，新全総（1969 年，全国総合開発計画）では，1985 年を目標として，全国的な国土利用，都市部と地方とをネットワークで結び，効果的な産業開発を目指すなどの計画が示され，「全国的な通信網，航空網の整備，流通拠点港湾，高速鉄道，幹線高速自動車道，国際空港等の建設など」「広域生活圏の中核となる地方都市の整備と圏内各地域とを結ぶ交通体系の整備」を行うなどの構想が示された[2]．このように，戦

後の復興の長期計画を確実に実施するためのインフラ整備の一つとして，道路インフラの充実が求められることになる．

道路インフラの発達は，道路網が整備（特に高速道路の整備）されるだけではなく，同時に，自動車の生産，燃料の供給などが整備される必要がある．また，さらに，自動車運転者・同乗者や歩行者の安全が確保される必要があることはいうまでもないが，わが国の自動車分野の発展史は，人の安全性の担保が後手に回る歴史でもあった．

2 自動車交通状況の変遷

国内の自動車保有台数

わが国の自動車保有台数は，1907年（明治40年）はわずか16台，1915年には1,244台，1920年には9,999台であったが，1950年代以降の高度経済成長に伴い急激に増加した．高度経済成長の初期の1965年には約700万台，人口17人に1台くらいの割合で，その後5年ごとに1,000万台ずつ増加した．45年後の2010年には，約7,870万台，1.6人に1台くらいとなり，現在は車の運転が可能な年齢の人を基準とするとほぼ1人1台といわれている（p1, 図Ⅰ-1）．

国内の自動車事故発生状況（図Ⅸ-1）

車の保有台数の増加は，交通事故数や交通事故死者数を増加させることになった．

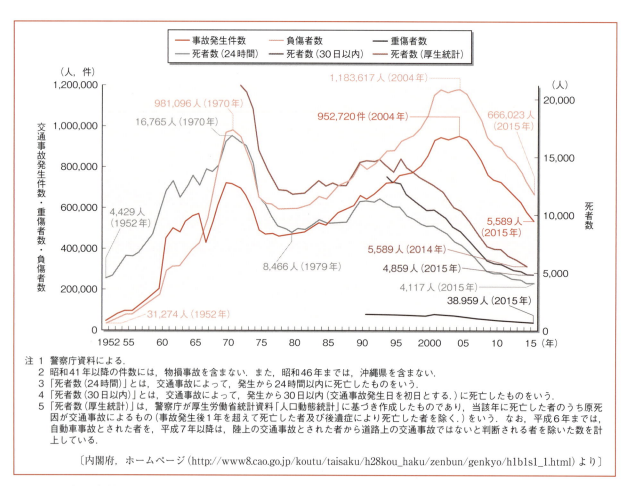

注1　警察庁資料による．
2　昭和41年以降の件数には，物損事故を含まない．また，昭和46年までは，沖縄県を含まない．
3　「死者数（24時間）」とは，交通事故によって，発生から24時間以内に死亡したものをいう．
4　「死者数（30日以内）」とは，交通事故によって，発生から30日以内（交通事故発生日を初日とする．）に死亡したものをいう．
5　「死者数（厚生統計）」は，警察庁が厚生労働省統計資料「人口動態統計」に基づき作成したものであり，当該年に死亡した者のうち原死因が交通事故によるもの（事故発生後1年を超えて死亡した者及び後遺症により死亡した者を除く．）をいう．なお，平成6年までは，自動車事故とされた者を，平成7年以降は，陸上の交通事故とされた者から道路上の交通事故ではないと判断される者を除いた数を計上している．

〔内閣府，ホームページ（http://www.8.cao.go.jp/koutu/taisaku/h28kou_haku/zenbun/genkyo/h1b1s1_1.html）より〕

図Ⅸ-1　交通事故発生件数・死者数・負傷者数の推移

車の事故に関する統計のある 1926 年から交通事故発生数をグラフで示すと，事故発生数は，1950 年くらいまでは横ばいであったが，その後，経済発展と伴に急激に増加した．これは，高度経済成長期に車の保有台数が急激に増加し，車の保有台数に比例して事故数が増加した結果の上昇カーブである．

「交通事故死者数」についてみると，1960 年代は歩道や信号機のインフラ整備や交通違反の取り締まりが不十分で，歩行者の死亡が非常に多く，なかでも幼児や小学校低学年の児童が多数犠牲となった．自動車への規制・取り締まり，歩道や信号等の弱者保護，インフラの整備等が不十分ななか，自動車が増え続けたことで事故数が増加し，交通事故死亡者数も増え続けた．

そのため，自動車規制強化を望む声は高まり，1968 年（昭和 43 年）には業務上過失致死傷罪の最高刑が禁錮 3 年から 5 年に引き上げられた（昭和 43 年法律第 61 号）．また，歩道やガードレール，横断歩道橋の整備が積極的に行われたほか，交通違反者の罰則が強化され，交通安全運動が推進された．しかし，それにもかかわらず，1970 年には年間 75 万件の事故発生で，100 万人の負傷者があった．この 1970 年をピークとする事故の増加状況は，「交通戦争」といわれたが，この増加はそれほど急激なものであった．1970 年は，わが国における事故発生数の最初のピークである．そして，この年をピークに事故数は減少し，数年で 20 万件くらい減少していることが分かる．

1970 年以降減少した死者数は，1979 年には 8,048 人とピーク時の半分にまで減少した．また，ピーク前の交通事故の死者は歩行中がもっとも多かったが，1975 年以降には乗車中の死者が最多となった．さらに，1980 年から 2000 年にかけては，若者の運転中の死亡数が急増した．これは「第二次交通戦争」といわれた．

一方，事故件数は 1970 年半ばにはふたたび増加に転じ，2000 年には 97 万件の事故数と 120 万人に近い負傷者数を数えるに至った．

交通事故件数減少の要因と対応策の限界

1950 年代〜60 年代に急増した自動車事故件数が 1970 年代に入って急激に減少したのは，それまでの事故件数増加に対して社会的な警鐘が鳴らされ，メディアやマスコミが交通事故撲滅キャンペーンを行ったことから，運転者が運転マナーを守るようになったことや，信号機の増設，交通網の整備などが行われた結果であった．

だがそれにもかかわらず，その後自動車保有台数は増加し続け（p1, 図Ⅰ-1），運転者の気配り，インフラ整備等だけでは対応に限界があることが露呈し，1980 年代にはふたたび事故件数は増加した．1990 年代の初めには 1970 年のピークを上回り，負傷者数も 1990 年代後半には 1970 年の数を超えて増加し続けたが，2000 年，戦後 2 回目のピークを迎えて，その後は現在に至るまで減少を続けている（**図Ⅸ-1**）．

近年の状況

2000 年以降，事故が減少を続ける要因はいくつかある．たとえば，・酒気帯び運転や運転ルールを守らない粗暴な運転など，運転者側のマナーが社会的に問題になり，慎重な運転が求められるようになったこと〔飲酒運転の罰則強化，危険運転致死傷罪の新設（2001 年）〕，・シートベルトやエア・バッグなどの車載装備の充実とその着用の義務化〔シートベルト装着の徹底（2008 年からは後部座席での着用の義務化），チャイルドシートの義務化〕，・アンチロック・ブレーキ・システムの普及，・車の安全ボディの進

歩，・交通インフラが整備されたこと，などがあげられ，さらに近年は，・自動運転技術の発達に伴う自動停止装置や車線のはみ出し防止装置など，死亡事故を防ぐ装備も充実してきた．

このようなさまざまな努力の結果，乗車中の死者数は激減し，2008年以降はふたたび歩行中の死者数を下回るようになり，若者の死者数も減少した．そして，2009年以降，交通事故死者数が年間5,000人を下回るようになった．第二次交通戦争は終焉を迎えたといえるであろう．

しかしながら，死亡者数は減少し，5,000名を下回ったとはいえ，交通事故発生件数は2010年代でも60万件を超えており，2015年時点で66.6万件を数える．そのうえ，負傷者数はそれより20万人も多い．これは，死者数が1950年代の水準に改善されたにもかかわらず，事故件数や負傷者数が1970年のピーク直前（60年代後半）の規模にあり，交通事故により外傷を負い，また，後遺障害に悩む人の数が「第一次交通戦争」時，あるいは「第二次交通戦争」の始まり時の様相を呈していることを意味している．

これらの結果から言えることは，事故後の症状に悩むTCSの患者も相当数おり，交通事故によりもっとも外傷を受けやすい頸部の問題に起因するさまざまなWADを抱える患者が少なくない状況が続いていて，TCSの適切な治療がこれまでと同様，否，これまで以上に求められていることである．鍼灸治療がTCSの治療分野でその適切な役割を担っていく必要があることは明らかである．

（形井　秀一）

文　献

1) 国土交通省：第2章　日本における道路インフラ整備に関わる歴史と現状．URL http://www.mlit.go.jp/sogoseisaku/inter/keizai/gijyutu/pdf/road_env_j1_02.pdf
2) 波床正敏：明治期以降の交通網整備がわが国の地域構造に及ぼした影響に関する研究．1998．URL https://repository.kulib.kyoto-u.ac.jp/dspace/bitstream/2433/157024/2/D_Hatoko_Masatoshi.pdf

保険を使用してTCSの鍼灸治療を行う方法について

　TCSに対する鍼灸治療は社会保険である療養費払いの対象であるが，自動車保険による補償制度によっても治療費が払われる仕組みがある．本章では，自動車保険と療養費について述べる．

1 自動車保険の概要

　交通事故にあうと，身体的，精神的な損傷を受け，被害者は社会的にも個人的にも損害をこうむる．これらの損害を補償する方法として自動車保険がある．

　自動車保険には自賠責保険と任意保険の2つの保険があり，日本で自動車を運転する者の多くは，この両方の保険に加入している（任意保険は約70％の加入率といわれている）．この2種類の保険について，施術者サイドも必要な内容は知っておくことが望ましい．

自賠責保険について

①自動車損害賠償責任保険

　自動車損害賠償責任保険（以下，自賠責保険．強制保険ともいう）とは，交通事故による被害者を救済するため，加害者が負うべき経済的な負担を補填することにより，基本的な対人賠償を確保することを目的とした保険のことである．原動機付自転車（原付）を含むすべての自動車保有者に加入が義務づけられている．

　また，無保険車による事故，ひき逃げ事故の被害者に対しては，政府保健事業によって救済が図られている[1]．

②自賠責保険（共済）の特徴

　以下に自賠責保険の特徴を示す．

1) 原動機付自転車を含むすべての自動車は，自動車損害賠償保障法に基づき，本保険に入っていなければ運転することはできない．無保険運転は違法となる．未加入で運転した場合は1年以下の懲役または50万円以下の罰金となる．また，交通違反となり，違反点数6点＝免許停止の処分となる．
2) 本保険は自動車の運行で他人を死傷させた場合の人身事故による損害について支払われる保険（共済）であり，物損事故は対象にならない．
3) 被害者1名ごとに支払限度額が定められている．1つの事故で複数の被害者がいる場合でも，被害者の支払限度額が減らされることはない．
4) 被害者は，加害者の加入している損害保険会社（組合）に直接，保険金（共済金）を請求することができる．
5) 当座の出費（治療費等）にあてるため，被害者に対する仮渡金(かりわたしきん)制度がある〔加害者が加入している損害保険会社（組合）に対し，死亡の場合290万円，傷害の場合は程度に応じて5万円，20万円，40万円が請求できる〕．
6) 交通事故の発生の際，被害者に重大な過失があった場合にのみ減額される[1]．

任意保険について

上乗せ保険ともいい，加入が義務付けられていない保険である．

①任意保険の特徴

1) 自賠責保険により保証される範囲を超えた分の治療費や，死亡事故による保証金を保証するもの．

2) 物損事故（実車両や積載物，電柱やガードレールなどの構築物，建物などに対する事故），相手のいない自損事故は自賠責保険では保証されないが，任意保険では自身の加入している保険内容に応じた補償を受けることができる．

3) 一般的に，人身事故の場合は自賠責保険を使用する際に，加害者側の任意保険会社が間に入り，医療機関などへの治療費や被害者への慰謝料等を一括で支払い，後で自賠責保険分を自賠責保険の損害保険会社に請求する．

4) 特約制度：各社で弁護士費用・代車費用・ドライブレコーダーの取り付けなどのさまざまな特約がある．

②任意保険の基本的な種類

任意保険は，車両保険，対人賠償保険，対物賠償保険，搭乗者傷害保険，人身傷害保険，自損事故保険，無保険車傷害保険の7種類がベースである（**表X-1**）．契約した保険の内容の範囲で補償を受けることができる．

表X-1　自動車保険で保証される内容

人身事故 自賠責保険 + 任意保険 （自賠責保険を超えた分を補償）	傷害事故	積極損害	入院費・治療費・交通費〔バスや電車賃，自家用車で通院（15円/km）〕など
		休業損害	事故により休業した間，得ることのできたはずの給料（収入により異なる）．主婦の場合も保証される．1日5,700円（自賠責基準）
		慰謝料	肉体的・精神的苦痛を慰謝するもの．1日4,200円（自賠責基準）
	後遺症	逸失利益	将来得ることができるはずだった利益
		慰謝料	障害等級による（75〜3,000万円）
	死亡	葬儀関係費	
		逸失利益	将来得ることができるはずだった利益
		慰謝料	被害者の父母，配偶者，子はそれぞれ固有の慰謝料請求権をもつ
物損事故 任意保険のみ	直接損害	被害を受けたその物の損害	車両や建物の修理費
		積載物の保障	ペットや服，身につけるもの（時価額）
	間接損害	代車費用	レッカー費・車両レンタル費用
		休車損害	公共交通機関の利用
		商店等の営業損失	

（武田匡弘，ほか：よくわかる労災・自賠責請求マニュアル—窓口対応・制度・請求方法の善知識—．医学通信社，国土交通省：自動車安全交通情報　自賠責保険について知ろう．をもとに作成）

2 自動車保険の仕組みと対応

　鍼灸師の多くは自費診療をしており，患者と鍼灸師の間のみで施術上の関係は完結する．しかし，自動車保険で鍼灸施術をする場合，患者にとってメリットはあるが，鍼灸師にとっては保険会社や整形外科の医師など，第三者とのさまざまな関わりが生まれるため，自費診療に比べて煩雑と感じる鍼灸師は多いであろう．鍼灸施術が長期になる場合などには，その第三者に保険を使用して施術する必要性を説明し，理解してもらわなければならないこともある．

　本項では基礎的な自賠責保険と任意保険の仕組みや関連する特有の用語，依頼状や報告書の例文や，鍼灸院でどのように保険請求をすればよいかなどを解説する．なお，本章で示す依頼状，報告書などの書式は巻末に掲載する．

自動車保険を使用する場合の対応

　鍼灸施術は一般的に，鍼灸院のほか，鍼灸を併療している接骨院・整骨院（はり師，きゅう師と柔道整復師の3資格をもつ施術者が施術する治療院．以下，鍼灸接骨院）で受けることになる．

　鍼灸院と鍼灸接骨院では施術を受ける流れが異なる（**図X-1**）．柔道整復師は骨折，脱臼，打撲，捻挫，挫傷の急性期の傷病に対し，健康保険等を使用して施術することができる（骨折および脱臼の整復・施術は，緊急の場合を除き，あらかじめ医師の同意を得ることが必要)[2]．そのため，医師の承諾がなくとも交通事故で負った傷害を施術することができる（ただし，後遺症認定を受けるためには，整形外科へ事故直後から定期的に通院・診察を継続し，治療終了後の医師の診断書が必要となる）．したがって，鍼灸接骨院の場合は，医師と保険会社の承諾があれば，接骨院の施術と鍼灸の施術を同日に行い，保険請求することも可能である．

　鍼灸院でも，患者が保険会社と交渉することで，自動車保険を使った施術を受けるこ

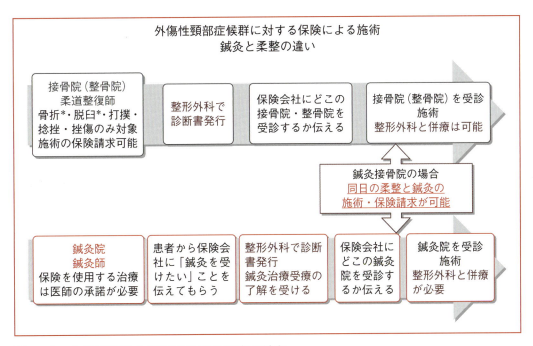

図X-1　自動車保険を使用する際の施術の流れ
〔厚生労働省：柔道整復師等の施術にかかる療養費の取扱いについて（http://www.mhlw.go.jp/stf/seisakunitsuite/bunya/kenkou_iryou/iryouhoken/jyuudou/index.html）〕

とができる．しかし，保険会社の担当者によっては，整形外科を受診して医師から鍼灸施術の承諾を受けたことを伝えないと，鍼灸施術に対する補償を断られるケースもみられる．医師の承諾を伝える方法としては，口頭でよい場合や，保険会社へ提出する診断書に記載しなければいけない場合などがある．はじめに，保険会社に鍼灸施術を行う旨を伝えておく必要がある．

患者が医師に鍼灸施術の承諾を得てから鍼灸院に来院した場合，通常は鍼灸院側が医師側と連絡を取る必要はない．しかし，もともと鍼灸院に通院していた患者が事故にあった場合，患者が整形外科医に承諾を得やすいような文書を用意しておくとスムーズである．必要事項を記入してもらうだけで診療情報提供書となる書式のひな形の文書を

20○○年 ○月 ○日

○○○○ 病院（診療所）

整形外科　　○○先生　御侍史

（名前が分かれば名前を記入，
分からなければ「担当先生」とする）

○○鍼灸院
所 在 地　　　〒000-0000
　　　　　　　○○県○○市○○1-2-3
電話番号　　　000-000-0000
鍼 灸 師　　　○○　○○　㊞

依　頼　状

　ご繁忙中誠に恐れ入りますが，貴病院（診療所）を受診されている下記の患者様が，交通事故の傷害のために，当鍼灸院での鍼灸施術を希望しております．鍼灸施術を行う上で，貴院での検査所見や診断名を参考にさせて頂きたいので，ご診察の上で情報提供いただけるよう，お願い申し上げます．

　用紙は本人にお持ちいただいております．

　お忙しいところ恐縮ではございますが，別紙に記入いただければ，幸いと存じます．今後とも，何卒よろしくお願い申し上げます．

記

患者氏名　○○　○○　　　　　殿（ID　1234）
住　　所　○○県○○市○○3-2-1
生年月日　（大・㊊・平・令）　○年 ○月 ○日

図 X-2　医師提出用のお願い文書式例

巻末に示した．それぞれの鍼灸院の書式に変更し，利用してほしい．依頼状は**図X-2**のように記入する．

　また，初診後の早い時期，鍼灸施術を継続している期間（1～2カ月毎），鍼灸施術を終了する際に，施術報告書（**図X-3**）を患者から主治医に渡すとスムーズな連携が取りやすくなり，信頼関係も生まれる．これも義務づけられているわけではないが，さまざまな疾病の施術の際にも他の医療機関などと連携を取りたいと考えている鍼灸師は参考にしてほしい．

20○○ 年 ○ 月 ○ 日

<u>○○○○ 病院（診療所）</u>

<u>整形外科　　○○先生　　御侍史</u>

○○鍼灸院
所 在 地　　〒000-0000
○○県○○市○○1-2-3
電話番号　　000-000-0000
鍼 灸 師　　○○　○○　㊞

初診施術報告書

　平素より大変お世話になっております．

　貴院に通院中の患者 ○○　○○ 様が来院されましたので，当院での初診時の所見と施術について，ご報告致します．

　ご多忙とは存じますが，御高診・御加療お願い申し上げます．

　今後共，何卒よろしくお願い申し上げます．

患者氏名：<u>　○○　○○　</u>　ID：<u>　1234　</u>　（ 男・**⊛女** ）

生年月日：（大・**㊐昭**・平・令）　○ 年　　○ 月　　○ 日（○○ 歳）

主　訴	（例）頸部痛・背部痛
事故後の経過	（例）○年○月○日，頸部痛，背部痛を主訴に来院されました． 　交差点を右折の際に，直進車が車体の左側に衝突し，直後より主訴が出現しました．翌日より起き上がると痛みが増悪するため，仕事や日常生活に支障をきたす状態です．
所　見	（例）右僧帽筋，肩甲挙筋，板状筋，背部起立筋に過緊張あり． 　徒手検査，頸部の前屈，後屈，側屈，回旋は痛みのため動作時痛の確認，ROM測定不可． 　今後，患者の状態をみて適時ROM，徒手検査を確認する予定です．
施　術	（例）上記の所見より，過緊張のあった部位の筋緊張緩和と疼痛緩和を目的に鍼灸施術を行いました．
今後の施術予定	（例）施術後当日と翌日は痛みが緩和するため，週2～3回の頻度で施術継続予定です．

図X-3①　施術報告書（医師提出用の書式例）

162 ● X. 保険を使用してTCSの鍼灸治療を行う方法について

20○○ 年 ○ 月 ○ 日

○○○○ 病院（診療所）

整形外科　○○先生　御侍史

○○鍼灸院
所在地　〒000-0000
○○県○○市○○1-2-3
電話番号　000-000-0000
鍼灸師　○○　○○　㊞

施術経過報告書

　平素より大変お世話になっております.
　貴院に通院中の患者 ○○　○○ 様の当院での施術経過と施術内容をご報告致します.
　ご多忙とは存じますが，御高診・御加療お願い申し上げます.
　今後共，何卒よろしくお願い申し上げます.

患者氏名：＿＿○○　○○＿＿　ID：＿＿1234＿＿　（ 男・(女) ）

生年月日：(大・(昭)・平・令)　○ 年　　○ 月　　○ 日（○○ 歳）

主　訴	(例) 頸部痛・背部痛
経　過 20○○年○月○日 〜 20○○年○月○日	(例) 主訴に対する鍼灸施術を週2回，1か月継続しています. 施術後は頸部痛，背部痛ともに痛みの程度の減少がみられ，少しずつ仕事ができ，日常生活も楽に過ごせるそうです. 　しかし，長時間の座位，PC作業などは痛みが増悪し，乗用車の運転はまだできないようです.
所　見	(例) 右僧帽筋，肩甲挙筋，板状筋，背部起立筋に過緊張あり. 　頸部の前屈，後屈，側屈，回旋時の動作時痛あり. 頸部前屈10度，後屈10度，側屈右20度，左30度，回旋右・左30度と動作制限あり.
施　術	(例) 上記の所見より，過緊張のある部位の筋緊張緩和と疼痛緩和を目的に鍼灸施術を行いました.
今後の施術予定	(例) 今後週1回の頻度で施術を継続予定です.

図X-3 ②　施術報告書（経過報告2回目）

鍼灸院に通院するときの患者への周知事項

鍼灸院に通院しようとする患者には，施術者より以下の点を伝える．

1) 整形外科と併療すること：鍼灸院で施術を受けている期間も，定期的に整形外科で診察することを促すことは大事である．基本的に月1回以上は整形外科の主治医の診察を受けることが望ましい（重症の場合や後遺障害になる可能性がある場合，長期間鍼灸施術をする可能性がある場合は最低週1回）．診察の際に，施術者は患者に対し医師に症状の経過を伝え，どのような動作を行うと症状が出るかやどれくら

20○○ 年 ○ 月 ○ 日

○○○○ 病院（診療所）

整形外科　　○○先生　　御侍史

○○鍼灸院
所 在 地　　〒000-0000
○○県○○市○○1-2-3
電話番号　　000-000-0000
鍼 灸 師　　○○　○○　㊞

施術経過報告書

平素より大変お世話になっております．
貴院に通院中の患者 ○○　○○ 様の当院での施術経過と内容をご報告致します．
ご多忙とは存じますが，御高診・御加療お願い申し上げます．
今後共，何卒よろしくお願い申し上げます．

患者氏名：＿＿○○　○○＿＿　ID：＿＿1234＿＿（男・⑳）

生年月日：（大・㊼・平・令）　○ 年　　○ 月　　○ 日（○○ 歳）

主　　訴	（例）頸部痛・背部痛
経　　過 20○○年○月○日 〜 20○○年○月○日	（例）主訴に対する鍼灸施術を週1回，1か月継続．施術後2〜3日は頸部痛，背部痛ともに消失し，仕事や日常生活も通常の状態になったそうです．長時間の座位，PC作業，乗用車の運転など，日常生活も問題なく過ごせるようになりました．
所　　見	（例）右僧帽筋，肩甲挙筋，背部起立筋の緊張． 　頸部の前屈，後屈，側屈，回旋時の動作時，張り感がありますが，頸部ROM前屈，後屈，側屈，回旋FULL．ROMの改善に伴い疼痛が出現しましたが，施術とともに緩解しました．
施　　術	（例）上記の所見より，緊張のある部位の筋緊張緩和と疼痛緩和を目的に鍼灸施術を行いました．
今後の施術予定	（例）痛みが消失し，事故以前の状態に戻ったと考え，○月○日で鍼灸施術を終了します．

図X-3③　施術報告書（経過報告3回目以降）

いの時間つらいかなど，残存する症状を正確に伝えるようアドバイスする．可能であれば，施術報告書（**図 X-3 参照**）を医師へ持参してもらうことで，患者と施術者，主治医の意思疎通を図り，施術がスムーズに継続するよう心がける．

注意：鍼灸接骨院の場合，整形外科を同日に受診しないこと（例：月・木：鍼灸接骨院，水：整形外科などのように別の日にする）．鍼灸院と整形外科への同日受診は認められたケースもあるため，保険会社の裁量によって変わる可能性がある．あらかじめ保険会社に確認を行う．

2) 自動車保険を使用した施術の場合，事故が原因の症状以外の傷害や痛みは保険による施術ができないこと：患者が別の部位の施術を希望した場合は，別途その治療の自費の施術代を請求する．

3) 保険会社から患者へ連絡があった場合，その内容を確認すること．

4) 慰謝料は，治療期間と実治療日数×2 を比較し，少ないほうで算定される：事故から 90 日間で治った場合は 90 日分ではない．90 日間のうち 40 回，整形外科や接骨院，鍼灸院に通院した場合は，40 日分の慰謝料が加算される．

・1 回あたりの慰謝料＝a＋b＋c

a：通院のための交通費（バス・電車など公共交通機関費，駐車場代，ガソリン代など）

b：平均 4,200 円×2

c：休業損害額 5,700 円（自賠責保険基準）〜19,000 円（休業による実際の収入減少額で会社員，主婦，自営業者などで計算方法などは異なる）

※使用する自動車保険の種類によって異なる場合があるため，あらかじめ確認する．

患者に確認する項目

施術者は，保険を使用するうえで知っておくべき情報として，患者から以下の点を確認する．

1) 事故の状況（日時，場所，受傷状態，過失割合，車両の破損状態，他院での通院の有無）

2) 医師が鍼灸施術を受けることを知っているか，診断書の有無

3) 使用する保険会社名，担当者名，電話番号（被害者の場合は相手の保険会社名）

4) 整形外科での検査や診断名，治療法（内服薬の有無，リハビリテーションの内容など）

保険会社に確認する項目

施術者は，保険会社から連絡を受けた場合，以下の点を確認する．

1) 事故状況：患者の話す事故の状況と保険会社が話す内容に相違がないか確認する．

2) 主治医の診断名：できれば診断書のコピーを保険会社に送ってもらう．

3) 過失割合

4) 使用する保険内容：一括請求[※]か，人身傷害保険（健康保険と併用）かを明らかにする．

5) 鍼灸院での施術費：金額をはじめに伝えて，保険会社に承諾を得る．請求金額は 1 部位の金額や 1 回の金額など，基本的に自院の自費施術金額が基準となる．

注意：はじめに期限や回数を指定される場合もあるが，施術期間や施術頻度は患者を診察してからでないと判断できないことが普通である．そのため，患者を診察する前に回答を求められても，診察後に回答をする旨を伝え，診察後に改めて話し合いをしたほうがよい．

施術費の支払いについて

自動車保険を使用して鍼灸施術をする場合，償還払い，代理受領払い，受領委任払いがある．保険会社からどれにするか伝えられるので指示に従う．

①償還払い

患者が施術所で施術費をいったん全額支払い，保険者に請求する方法である．この場合，自賠責保険の仮払い制度を患者が利用すると，患者の負担を減らすことができる可能性があるので，患者に伝えるとよい．

②代理受領払い，受領委任払い

患者が施術費の一部を本人の負担割合に応じて負担し，残りを施術所が患者の代わりに保険者に請求し，受領する方法である．

受領委任払いは，代理受領払いと同様に患者の委任を受けて，施術所が保険者に療養費を請求する制度である．柔道整復師はこの制度を使ってすでに療養費の保険請求をしているが，2018 年 10 月からは鍼灸師も本制度での請求が開始された．

代理受領払いは開始する際に申請などはないが，受領委任払いの場合は保健所へ提出する開設届のほかに，その地域の地方厚生（支）局にも施術所・施術管理者の登録が必要となり，指導・監督が入る．施術所は地方厚生局長，都道府県知事と受領委任協定・契約をする[4]．接骨院では毎月，柔道整復施術療養費支給申請書（いわゆる柔整レセプト用紙）に患者からサインをもらい，その用紙で請求を行う．

施術証明書・施術費明細書・施術費振込依頼表の書き方

自動車事故の施術費は基本的に一括（前頁脚注参照）になることが多く，鍼灸院にて施術証明書，施術費明細書，施術費振込依頼表を作成し，保険会社へ月ごとに一括して郵送することになる．

柔道整復師の場合は，損害保険会社の担当者より，様式と各保険会社が定めている施術費の目安の金額が書かれた用紙が 1 部送付されてくるので，それをコピーして使用する．保険会社ごとの内容はほぼ変わらないが，多少様式が異なる．それぞれの保険会社の様式に従って記入し，月末締めで 1 か月ごとに請求する．

初回のみ用紙と封筒が送られてくるので，コピーを取り原本は保存する．封筒もコピーを取り，2 回目以降は宛先などを同様に記入し，郵送する．

※ 「一括払い」「任意一括」「一括」ともいわれ，任意保険加入の保険会社が，医療機関の治療費，その後の慰謝料・休業補償，通院のための交通費など，関係する費用を代行して取りまとめること．強制保険と任意保険の会社が同じでも異なった会社でも，任意保険会社が自賠責保険を立て替えることにより，一括で処理することが可能となる[3]．

①施術証明書の書き方

　「柔道整復師用記載例」を参考に，「鍼灸師用」を独自に作成したので，これをもとに書き方を説明する（**図X-4**）．両者を比較しながら確認してもらいたい．

1)　保険の種類：「自由」と記載する
2)　負傷起因：「業務外」と記載する
3)　患者の氏名，住所，生年月日など記載する
4)　初検日：自動車保険適用後初めて来院した日を記入する

20○○年　○月　○日

○○鍼灸院

所 在 地　　〒000-0000

○○県○○市○○1-2-3

電話番号　　000-000-0000

鍼 灸 師　　○○　○○　㊞

鍼灸師用　施術証明書・施術明細書

下記の通り施術したことを証明します．

記

保険の種類：自由　　負傷起因：業務外

患者氏名：○○ ○○　生年月日（大・昭・平・令）○○年○○月○○日生

住所：〒000-0000 ○○県○○市○○3-2-1

初検日：20○○年○○月○○日　負傷年月日：20○○年○○月○○日

施術期間：自20○○年○○月○○日，至20○○年○○月○○日；○日間

主訴：頸部痛，腰部痛

転帰：治癒 ・継続・ 中止

負傷の経過：（本文p●参照，指導管理料を取る場合は内容も略記する）

		金額
初検料		2,000
指導管理料　820 × 4		3,280
鍼灸施術料	1回施術料×回数 5,000×10 回	50,000
施術証明書・施術費明細書料		5,000
合計		60,280
請　求	施術料¥ 60,280 を　△△損害保険株式会社　殿に請求中	

通院日		合計
10月	①・2・3・④・5・6・⑦・8・9・⑩・11・ 12・⑬・14・15・⑯・17・18・19・⑳・21・ 22・㉓・24・25・26・㉗・28・29・㉚・31	10日間

図X-4　鍼灸師用　施術証明書・施術明細書

5) 負傷年月日：交通事故にあった日を記入する

6) 施術期間：たとえば1月7日〜1月25日の場合は，「自2019年1月7日，至2019年1月25日；19日間」と記入する．

7) 施術実日数，通院日数：その月に治療のために何日間通院したか記入する

8) 負傷名及び部位：頸部痛，腰部痛，頸部捻挫，腰部捻挫など，整形外科で受けた診断の傷病名などを参考に，患者の主訴を記入する

9) 負傷の経過：負傷名，負傷部位に分けて，自覚症状や他覚所見，今後の施術予定など含めて記入する．自覚症状は，動作時痛（屈曲，伸展，側屈，回旋），安静時痛（臥位，座位，立位），日常生活でできないことなど，を詳しく記入する．他覚所見はROMや徒手検査など，検査で異常のあった項目を詳しく記入する．

②施術証明書の記載例

「頸部捻挫で施術開始の主婦の場合」を例として説明する．

1) 初診時

自覚症状：頸部の，前屈，後屈，側屈，回旋で痛み著明．

　　　　　　安静時の痛み強く，日常生活動作は行えない．家事，運転なども不可．

　　　　　　○月○日〜頭痛とめまいが出現．

　　　　　　〔NRS（p33参照）：8〜10〕

他覚症状：頸部の前屈，後屈，側屈，回旋で運動制限著明．

　　　　　　僧帽筋，肩甲挙筋，板状筋など，頸肩背部の筋緊張著明．

　　　　　　ジャクソンテスト，スパーリングテスト：痛み強く，実施せず．

今後の予定：施術後当日は痛みの軽減がみられるため，週4〜5回の頻度で施術継続予定です．

　筆者（山岸）の治療院では，初診時と毎月末にROMや動作時の痛み，必要に応じて，神経学的検査を行い参考にしている（検査は，無理に行うことで悪化しそうな場合は行わず，その旨を記載する）．また，毎回の施術前後にNRSやVASの問診をして，痛みの程度の把握を行い，NRS2〜4などひと月の幅を記載する．

　また，問診では，どのようなときに痛みが増悪するか，主訴があるために日常生活で困ることがあるか，施術を受けることで痛みや自覚症状がどのように変化するか（施術の有効性）なども確認し，記載する．

2) 2回目以降

自覚症状：頸部の，前屈，後屈，側屈，回旋で痛みあり．

　　　　　　とくに後屈，右側屈，右回旋で痛み著明．

　　　　　　施術当日は掃除などの家事を行えるようになった．運転は不可．

　　　　　　悪天候，低気圧の時期に頭痛，めまいが出現．

　　　　　　（NRS：6〜8）

他覚症状：頸部の前屈，後屈，側屈，回旋で運動制限著明．

　　　　　　右側僧帽筋，肩甲挙筋，板状筋など，頸肩背部の筋緊張あり．

　　　　　　ジャクソンテスト（陽性），スパーリングテスト（陽性）

今後の予定：施術後当日〜翌日は痛みの軽減がみられるため，週3〜4回の頻度で施術継続予定です．

　2回目以降の施術継続中の場合，前回から比較して，何が改善し何が残存するかを明

確に記述する．経過がまったく変化がない場合，保険会社の担当者に施術しても効果がないと判断され，症状固定とされて，保険での施術を終了されるケースもある．筆者（山岸）は，前項「9）負傷の経過」は，保険会社に提出する前に患者に開示し，間違いがないか同意を得ている

3）治癒・または中止する場合

例1）日常生活に支障がなくなったため，治癒とする．

例2）○○整形の□□医師の診断により，症状固定のため，当院での施術を終了（中止）とする．

例3）症状は残存するが，患者本人の希望により，当院での施術は中止とする．

例1　治癒の場合：患者の痛みがなくなり，本人の希望で終了したい場合，通院している整形外科の主治医と相談し，納得したうえで施術を終了したい時などに記入する．

例2　中止の場合：患者の症状が残存していても，保険会社により決められた期間があるために，保険での施術を中止する場合がある．また，後遺症認定を受けるために，主治医と相談し，治療を中止とするケースもある．

患者から通院を終えたい，中止したいと言われた場合，今後1週間～1か月後などに，事故によると思われる痛みや自覚症状が出現しても，施術の間隔が空いてしまうと保険での施術が受けられない可能性があることを説明し，患者に十分納得してもらったうえで中止する．

保険会社側から施術費の支払いを終了すると言われたケースであっても，主治医より治療継続を指示された場合には鍼灸の施術費も継続して受けることができたこともあるので，まずは患者に主治医と相談してもらう．

痛みが残存しているにもかかわらず中止にした場合，次の事故の場合に，以前の事故での傷害との関係が問題にされ，次の事故で負った傷害で，自賠責保険などが使用できない可能性もある．

③施術明細書の書き方

柔道整復師の場合，各保険会社より多少金額が変わるものの，施術に関係する細かい金額の指定がある．しかし，鍼灸師の場合は明確な金額の取り決めはないため，保険会社の担当との相談となる．各鍼灸院の初診料，検査料，施術料での料金を明確に示している院であれば，そのとおり計算する．

1）　初検料：初回の請求のみ，欄に自院で実際に徴収している初診料を記入する．

2）　指導管理料：柔道整復師の場合は約820円で，1週間に1回程度および1か月に5回までを限度として算定できる．たとえば，生活のなかで気をつけたほうがよいことや，ストレッチなどを指導した場合は，その内容を負傷の経過に記載し，請求することができる．

3）　施術費：鍼灸：○○円，日付，合計○○円または鍼灸代：○○円×○回などと記載する．1回の鍼灸施術費は，自院の施術費をもとに計算する（「付録例文○」参照）．

4）　明細書料：4,000～5,000円が相場とされている（上限額については各保険会社により異なる）．

5）　すべての合計金額，請求・受療別の欄：施術料¥○○（合計金額）を△△（損害保険会社名）殿に請求中と記入（「付録例文○」参照）．

② 自動車保険の仕組みと対応 ● 169

施術費振込依頼票

添付施術費明細票の施術費を以下の口座に振り込んでください。

金融機関名： ○○銀行　　支店名： ○○　支店　店番：000
口座名義： ○○　○○　（フリガナ ○○○　○○○　）
口座：普通　口座番号：0000000
担当者名：○○　○○　㊞　　連絡先：○○鍼灸院　　TEL：000-000-0000
いつも大変お世話になっております．よろしくお願い致します．

図X-5　施術費振込依頼票

---

6) 日：通院日の数値に○をつけ，合計○日と記入し，不備がないか確認し，請求する．

7) 施術証明書，施術費明細書を記入後は，コピーを取り保管しておく．

施術費明細書は，鍼灸院にも柔道整復師用の用紙を送られることがある．その際，施術費については，「その他」の欄に記載する．

④施術費振込依頼表の書き方

図X-5を参照のこと．

保険会社との面談の際の注意事項

長期間の施術になる場合，保険会社から面談を求められる場合がある．その際，施術者は患者の個人情報を話す必要がある．通常，保険会社の面談担当者は個人情報保護の観点から，患者がサインした「個人情報を話すことを同意した主旨の文書」を持参することが通常である．施術者は面談の際に最初に提示を求め，患者の同意を確認する必要がある[3]．場合によってはコピーを取っておくとよい．面談希望の連絡が保険会社からあった際に，患者が同意した文書を持参するように依頼しておく．

後遺障害

後遺障害とは，「傷害が治った時，身体に存する障害をいう」（自動車損害保険賠償補償法施行令第2条第2項）[5]と定義されている．つまり，交通事故による障害の治療を一定期間行ったが，これ以上改善が見込めないと主治医が判断した場合に体に残っている障害をいう．

この場合，治療にかかった保険金とは別に，逸失利益（交通事故で後遺症があり，事故にあう以前のような収入を得ることが難しくなった場合，それを賠償するもの）と慰謝料を損害賠償として請求できる．

通常，交通事故による外傷は治療を行うことで改善し，患者が「もう治ったので治療を終了したい」となると，医師は「○年○月○日をもって，治癒」と診断書に記入し保険会社に提出し，自動車保険の補償は終了する．

しかし，外傷の治療を一定期間行ったが，治療を続けてもそれ以上の改善が見込めない場合，診断書に「症状固定」と主治医が記入し，保険会社に提出することになる．後遺症の認定を受けるためには，主治医に「後遺障害診断書」を発行してもらい，保険会

社を通して損害保険料率算出機構（※）の調査事務所に提出し，そこで調査し，後遺症の認定の有無，後遺障害等級の認定を行い[3]，最終的に保険金が支払われる．

後遺症の認定を受けるための診断書を発行するのは主治医のみで，接骨院や鍼灸院では発行できない．そのため，重症の場合や長期間施術を行う患者の場合で後遺症認定を受けたい患者は，鍼灸施術を行いながら整形外科に併療してもらう必要がある．

鍼灸施術をしている患者が，症状の程度が重く長期間持続するような場合，継続した主治医への受診（1週間に1回程度）を促し，場合によっては交通事故専門の弁護士への相談をすすめる．

まとめ

鍼灸業界は自費のみで鍼灸施術をすることが多く，保険（療養費，自動車保険）での施術や医師との連携の経験が少ない施術者が多い．そのため，交通事故にあった患者が鍼灸施術を受けたくても，地域によっては保険会社の事故担当者に「整形外科の医師の同意がいる」「整形外科か接骨院に行ってください」「これまでに鍼灸を保険で行った経験がないので難しい」といわれ，主治医からは「他院との併療は認めない」などといわれることが多く，他業界での鍼灸施術の認知度，理解度が低いのが現状である．しかし，少数例ではあるが，鍼灸院や鍼灸接骨院で自動車保険を使用して鍼灸施術を行っている場合もある．そのため，このような患者が来院した場合の対応や自動車保険を請求するうえで基礎となる知識について，保険で行う鍼灸施術に必要なシステムを理解し，実際に活用する際に役立てられるようにすることは大切である．

交通事故で受傷して鍼灸施術を受ける患者は難治であることが多く，整形外科的治療で患者が満足する効果を得られていないことが多い．6か月〜1年と長期間施術を受ける患者も少なくない．また，他の医療機関での治療を受けて終了したが，症状が残存するため，受傷して数か月経過してから鍼灸施術を受けに来院することもある．任意保険会社からすると，自賠責保険内で施術を終了することで自社の負担を少なく処理できるため，受傷後約3か月程度の施術まではあまり連絡がくることはないが，それ以上の長期間の施術となると，施術者や患者へ任意保険会社からの問い合わせが増え，施術終了を促されることもある．

このような実情に対応して私達が施術者として心がけるべきことは，

①患者の状態を的確に把握し，適切な施術期間や頻度を提案し，早期の改善を目指すこと．

②長期となる場合は，その理由をできる範囲で保険会社や患者に説明をする（どのように改善しているか，どこがまだ治っていないかなど）．場合によっては図の記載，数値評価などが分かりやすいこともある．これらの準備を患者の施術の際の診察等で明確にしておく必要がある）．

③主治医と施術報告書等で連携を取り，鍼灸施術の必要性を明確にする．患者や主治医，保険会社と情報を共有することで，お互いの信頼関係を作ることが大切である．

今後，患者や第三者との信頼関係を結び，円滑に請求した自動車保険により鍼灸施術

※「損害保険料率算出団体に関する法律（昭和23年7月施行）」に基づき設立された団体で，自賠責保険の基準料率の算出を行うとともに，事業の一環として自賠責損害調査センターにおいて，全国に地区本部，自賠責損害調査事務所を設置し，自賠責保険（共済）の損害調査を行っている[1]．

が行えることを期待する.

(山岸　純子，形井　秀一)

3 TCSの鍼灸治療の療養費払い

　鍼灸が社会保険で受療できる制度として，「療養費の支給」がある[6]（**表X-2**）．1950年以来，健康保険で療養費が支給されているが，神経痛，リウマチ，頸腕症候群，五十肩，腰痛症の5疾患に加えて1996年から6番目の疾患として，「頸椎捻挫後遺症」が認められた．ただ，鍼灸の療養費の支給には医師の同意書または診断書を必要とする．そのため，制度が定められて以来，長く鍼灸界では柔道整復の支給制度と同様の扱いにするよう同意書撤廃を求め続け，国民が利用しやすいものになるように働きかけてきた．しかし，その目的はいまだ達成されていない．

療養費取扱額の比較と推移

　柔道整復と鍼灸，あん摩，マッサージ，指圧の療養費取扱額を年次統計でみると，1986年では「柔道整復：はりきゅう：マッサージ」の療養費の比率は，鍼灸を基準値とすると，22：1：0.4（1,191億円：54億円：24億円）であったが，12年後の1998年には40.3：1：1.29（2,542億円：63億円：81億円），さらに2000年には，41：1：1.5（2,748億円：66億円：103億円）となり，2000年にもっとも比率の差が大きくなった．しかし，2001年から鍼灸の療養費取り取り扱い額が増加しはじめ，2006年には15：1：1.39（3,212億円：207億円：288億円），2013年には10.6：1：1.74（3,855億円：365億：637億円）となった．

　このように，鍼灸と柔道整復の取扱額の差は，1990年代までの大きい時で1：40（鍼灸：柔道整復）であったが，その後徐々に縮まり，現在はほぼ1：10の比率にまで縮小されている．一方で，マッサージの療養費の取扱額は，1980年代に鍼灸より低かったが，1997年に鍼灸を抜き，現在では1：2（鍼灸：マッサージ）へと広がりつつある[7]（**図X-6**）．

　これまで述べてきたように，鍼灸治療は頸椎捻挫後遺症の名称で，療養費払いの対象になっているが，柔道整復やあん摩マッサージ指圧と比べると療養費（保険）の利用率は低い．今後，この制度をどのように活用していくかは鍼灸界の課題の一つであろう．なお，2018年10月から療養費払いの制度が改正された．

(形井　秀一)

表X-2　健康保険と鍼灸

○療養費の支給要件
慢性病で
　①保険医療機関において，所期の効果が得られなかったもの
　②治療効果が現れていないと判断された場合
　③医師が鍼灸施術を認め，同意した場合．または診断書でもよい
○療養費払い（社会保険）の対象疾患
　1．神経痛
　2．リウマチ
　3．頸腕症候群
　4．五十肩
　5．腰痛症
　6．頸椎捻挫後遺症（1996年から）

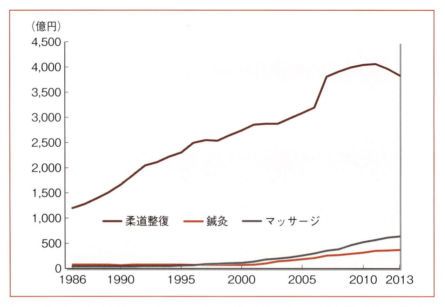

図Ⅹ-6　柔整，はりきゅう，マッサージの療養費（医療保険分）の推移

文　献

1) 国土交通省「自動車安全交通情報　自賠責保険について知ろう」(http://www.mlit.go.jp/jidosha/anzen/04relief/jibai/insurance.html) 2018 年 3 月 28 日アクセス
2) 厚生労働省「柔道整復師等の施術にかかる療養費の取扱いについて」(http://www.mhlw.go.jp/stf/seisakunitsuite/bunya/kenkou_iryou/iryouhoken/jyuudou/index.html) 2018 年 3 月 28 日アクセス
3) 武田匡弘，杉山勝志，滝口　徹，野中義哲：よくわかる労災・自賠責請求マニュアル―窓口対応・制度・請求方法の善知識．(1998 年版～2016 年版)，医学通信社．
4) 厚生労働省「償還払い・代理受領・受領委任の比較―あん摩マッサージ・はり・きゅう療養費関係」(http://www.mhlw.go.jp/file/05-Shingikai-12601000-Seisakutoukatsukan-Sanjikanshitsu_Shakaihoshoutantou/0000148871.pdf) 2018 年 3 月 28 日アクセス
5) 自動車損害賠償保障法施行令 (http://elaws.e-gov.go.jp/search/elawsSearch/elaws_search/lsg0500/detail?openerCode=1&lawId=330CO0000000286_20170401#15) 2018 年 3 月 28 日アクセス
6) 療養費の支給基準　平成 29 年 10 月版．社会保険研究所，2017．
7) 形井秀一：鍼灸の社会学的研究について．鍼灸 OSAKA，33(4)：487-510，2018．

付録

1　むち打ち損傷カルテ

2　初診施術報告書

3　施術経過報告書

| 付録 | 1. むち打ち損傷カルテ |

記載日：　　年　月　日

記載者：＿＿＿＿＿＿＿＿

むち打ち損傷カルテ

患者氏名：＿＿＿＿＿＿＿＿　年　齢：　　歳（生年月日：西暦　年　月　日）

ＩＤ：＿＿＿＿＿＿＿＿　性　別：＿＿＿＿＿＿＿＿

初診日：　　年　月　日　職　業：＿＿＿＿＿＿＿＿

主　訴：＿＿＿＿＿＿＿＿

愁　訴：＿＿＿＿＿＿＿＿

＿＿＿＿＿＿＿＿

《現病歴》

事故の日時：　　年　月　日　　時頃　（初診日までの日数　　日）

事故の状況（入院の有無，直後の症状，事故後の症状，何時間後か記入）：＿＿＿

＿＿＿＿＿＿＿＿

＿＿＿＿＿＿＿＿

＿＿＿＿＿＿＿＿

＿＿＿＿＿＿＿＿

追突または衝突方向：＿＿＿＿＿＿＿＿

スピード：（相手）　　　　　Km/h，（本人）　　　　　Km/h

シートベルトの有無：　無　・　有

車　種：（相手）　　　　　，（本人）＿＿＿＿＿＿＿＿

予期できたか：＿＿＿＿＿＿＿＿

車内姿勢：＿＿＿＿＿＿＿＿

打撲の有無：　無　・　有

追突されての前進距離：＿＿＿＿＿＿＿＿

車の破損状況：（相手）　　　　　（本人）＿＿＿＿＿＿＿＿

同乗者の有無：　無　・　有

同乗者の事故後の状態：＿＿＿＿＿＿＿＿

＿＿＿＿＿＿＿＿

本人の意識消失の有無・時間：　無　・　有　（　　　　　　　　　）

検査の有無（X-P，CT，MRI）：＿＿＿＿＿＿＿＿

器質的障害の有無（診断された病院）：　無　・　有

診断名：＿＿＿＿＿＿＿＿

診断された病院名：＿＿＿＿＿＿＿＿

《現　症》

握　力：(R) 　　　　kg, (L) 　　　　kg

ＭＭＴ：

腱反射：

病的反射：

知覚検査：(触 ・ 痛 ・ 冷 ・ 温)

頸部可動域

　　前　屈：　　　　　　　　　　　　　　　　後　屈：

　　右側屈：　　　　　　　　　　　　　　　　右回旋：

　　左側屈：　　　　　　　　　　　　　　　　左回旋：

理学的検査

　　ジャクソン・テスト：　　　　　　　　　　アレン・テスト：(R) 　　　　 (L)

　　スパーリング・テスト：(R) 　　　　　　　　　　(L)

　　ライト・テスト： 　　(R) 　　　　　　　　　(L)

　　モーリー・テスト： 　　(R) 　　　　　　　　　(L)

＜その他＞

併用薬：

他院での治療：

頸部疾患の既往：

むちうち症の既往：

その他の既往症：

合併症：

生理中の状態：

賠償責任保険（補償）について：(無 ・ 有)

《自律神経症状》

頭痛（頭痛の種類）：　　　　　　　　　　　吐き気：

眩暈（何性の眩暈か）：　　　　　　　　　　難　聴：

耳鳴り（どんな音か）：　　　　　　　　　　発　汗：

唾液分泌異常：　　　　　　　　　　　　　　流　涙：

皮膚温異常：　　　　　　　　　　　　　　　体温（℃）：

付録 2. 初診施術報告書

20　　年　　月　　日

_____

<u>整形外科　　　　　　　御侍史</u>

所 在 地

電話番号
鍼 灸 師　　　　　　　　　㊞

初診施術報告書

　平素より大変お世話になっております.
　貴院に通院中の患者　　　　　様が来院されましたので, 当院での初診時の
所見と施術について, ご報告致します.
　ご多忙とは存じますが, 御高診・御加療お願い申し上げます.
　今後共, 何卒よろしくお願い申し上げます.

患者氏名 : _____　ID : _____　(男・女)

生年月日 : (大・昭・平・令)　　年　　　月　　　日 (　　歳)

主　訴	
事故後の経過	
所　見	
施　術	
今後の施術予定	

付録 3. 施術経過報告書

20　　年　　月　　日

_____

整形外科　　　　　　　御侍史

所　在　地

電話番号
鍼　灸　師　　　　　　　㊞

施術経過報告書

　平素より大変お世話になっております.
　貴院に通院中の患者　　　　　　様の当院での施術経過と施術内容をご報告致します.
　ご多忙とは存じますが，御高診・御加療お願い申し上げます.
　今後共，何卒よろしくお願い申し上げます.

患者氏名：_____　ID：_____　（男・女）

生年月日：(大・昭・平・令)　　年　　　月　　　日（　　歳）

主　訴	
経　過 20　年　月　日 〜 20　年　月　日	
所　見	
施　術	
今後の施術予定	

索　引

和文

〔あ〕

アドソンテスト ………… 53
アレンテスト…………… 55
医方選要………………… 27
いわゆるむち打ち ……… 2
上乗せ保険……………… 158
エデンテスト…………… 54
瘀血……………………… 28

〔か〕

外傷性頸部症候群 ……… 1, 2
過外転症候群…………… 54
完骨……………………… 59
気滞血瘀………………… 28
仰臥位での触診 ………… 44
胸郭出口症候群 ………… 54
胸鎖乳突筋…………… 48, 71
強制保険………………… 157
局所圧痛好発部位 ……… 23
筋 ………………………… 42
頸最長筋…………… 63, 81
頸髄症状型……………… 7
頸椎横突起……………… 59
頸椎棘突起……………… 65
頸椎捻挫………………… 2
頸椎捻挫型……………… 7
頸椎捻挫後遺症 ………… 2
啓迪集…………………… 27
軽度外傷性脳損傷 ……… 14
頸半棘筋………………… 63
頸板状筋…………… 62, 82
頸部挫傷………………… 2
ケベック TFM …………… 3

ケベックグレード分類……… 5
ケベック治療ガイドライン
　………………………… 11
肩甲挙筋…………… 56, 77
後遺障害………………… 169
後頸部の上中下層の筋の触診
　………………………… 64
後頸部の触診…………… 60
後斜角筋………………… 51
後縦靱帯………………… 65
交通インフラの整備……… 153
交通事故発生数 ………… 155
黄帝内経………………… 25
混合型…………………… 7
根症状型………………… 7

〔さ〕

坐位での触診…………… 43
三因極一病証方論 ……… 26
3 分間挙上テスト ……… 54
事故の状況……………… 34
システマティックレビュー 111
自動車事故……………… 153
自動車損害賠償責任保険
　………………… 40, 157
自動車保険……………… 157
自動車保険を使った施術… 160
自動車保有台数 ………… 154
自賠責保険………… 40, 157
斜角筋…………… 50, 75
受領委任払い…………… 165
償還払い………………… 165
小胸筋…………………… 94
小胸筋症候群…………… 54
上後鋸筋………………… 64
正面衝突………………… 20

小菱形筋…………… 64, 89
触診……………………… 41
諸病源候論……………… 26
自律神経症状…………… 36
針灸学…………………… 27
鍼灸聚英………………… 27
鍼灸重宝記………… 27, 80
心理的ストレス ………… 37
推定病理………………… 20
整形外科での治療 ……… 8
施術証明書……………… 165
施術費振込依頼表 ……… 165
施術費明細書…………… 165
折傷……………………… 27
線維筋痛症……………… 14
前頸部の触診…………… 42
前斜角筋………………… 51
前縦靱帯………………… 55
僧帽筋…………… 60, 83
側頸部の触診…………… 56
『素問』調経論篇 ………… 25
『素問』繆刺論篇 ………… 25
『素問』脈要精微論 ……… 26
損傷の主体……………… 20

〔た〕

大胸筋…………………… 93
体表触診所見…………… 38
体表所見………………… 105
体表の反応……………… 42
代理受領払い…………… 165
大菱形筋…………… 64, 89
中斜角筋………………… 51
追突……………………… 19
土屋らの分類…………… 7
頭頸部の伸展，回旋に関連する

筋群の触診	62
頭最長筋	63, 81
頭半棘筋	63, 88
頭板状筋	62, 82
東洋医学における外傷概念	25

〔な〕

乳様突起	59
任意保険	158
脳脊髄液減少症	13

〔は〕

バレ・リュー型	7
皮下結合組織	42
皮膚	41
皮膚温	99
腹臥位での触診	44
不内外因	27

〔ま〕

むち打ち	2
鞭打ち症	2
むち打ち損傷	2
むち打ち損傷の分類（臨床上便宜的に）	8
むち打ちに関連した疾患	3
メタアナリシス	111
モーリーテスト	51, 52, 53

〔ら〕

ライトテスト	54

落枕	27
ルーステスト	54
『霊枢』邪気蔵府病形	26
肋鎖症候群	54

欧文

Adson test	53
Allen test	55
cerebrospinal fluid（CSF）hypovolemia	13
Eden test	54
Face・scale	33
fibromyalgia	14
FM	14
levator scapulae	56
ligamentum longitudinale posterius	65
longissimus capitis and cervicis	63
mastoid process	59
mild traumatic brain injury	15
Morley test	53
MTBI	15
NRS	33
Numerical rating scale	33
processus spinosus	65
processus tranversus	59
Quebec Task Force Meeting	3
rhomboids major	64
rhomboids minor	64

Scalenus anterior	51
scalenus midius	51
scalenus posterior	51
semispinalis capitis and cervicis	63
serratus posterior superior	64
splenius capitis and cervicis	62
TCS	1, 2
TCS に関する検査法	53
TCS に対する遠隔治療	68
TCS の残存症状	11
TCS の受傷機転	19
TCS の症状	3
TCS の定義	3
TCS の分類	5
trapezius	60
traumatic cervical syndrome	1
VAS	33
vertebra cervicalis	59, 65
Visual analog scale	33
WAD	3
WAD に対する保存療法	10
whiplash-associated disorders	3
Wright's test	54

経穴

足通谷（BL66） ･････････ 88
足臨泣（GB41） ･･･････ 82, 86
譩譆（BL45） ･･･････････ 91
裏三里 ･････････････････ 79
裏三里 ･････････････････ 75
翳風（TE17） ･･･ 59, 74, 80
屋翳（ST15） ･･･････････ 96
温溜（LI7） ･･････････････ 75
解渓（ST41） ･･･ 73, 75, 93, 95
膈関（BL46） ･･･････････ 91
膈兪（BL17） ･･･････････ 91
完骨（GB12） ･･････ 59, 72, 75
間使（PC5） ･････････････ 93
気戸（ST13） ･･･････････ 93
期門（LR14） ･･･････････ 93
丘墟（GB40） ･････ 82, 86, 93
胸郷（SP19） ･･･････････ 96
曲垣（SI13） ･･･････ 87, 93
曲沢（PC3） ･････････････ 79
玉枕（BL9） ･････････････ 87
金門（BL63） ･･･････････ 88
京骨（BL64） ･･･････････ 88
郄門（PC4） ･･･････ 79, 93
下巨虚（ST39） ･････････ 93
厥陰兪（BL14） ･･････ 83, 91
欠盆（ST12） ･･･････････ 75
肩外兪（SI14） ･･･････ 80
懸鍾（GB39） ･･･････････ 93
肩井（GB21） ･･････ 80, 86, 87
肩中兪（SI15） ･･･････ 81

肩貞（SI9） ･･･････････ 93
肩髎（TE14） ･･･････････ 93
行間（LR2） ･････････････ 83
膏肓（BL43） ･･･････････ 91
孔最（LU6） ･･･････ 75, 79, 95
交信（KI8） ･･･ 89, 91, 93, 93
光明（GB37） ･･･････････ 93
巨骨（LI16） ･･･････････ 87
崑崙（BL60） ･･････ 86, 91, 92
三陰交（SP6） ･･･････ 93, 96
支正（SI7） ･･･ 75, 79, 81, 91, 92
日月（GB24） ･･･････････ 93
四瀆（TE9） ･･･････ 75, 79
尺沢（LU5） ･･･････ 79, 95
周栄（SP20） ･･･････ 93, 96
臑兪（SI10） ･･･････････ 93
少海（HT3） ･･････ 79, 81, 92
照海（KI6） ･･････ 86, 88, 89
小海（SI8） ･･････ 79, 81, 91
商丘（SP5） ･･････ 89, 93, 95
衝陽（ST42） ･････ 73, 75, 95
食竇（SP17） ･･･････････ 93
神堂（BL44） ･･･････ 90, 91
申脈（BL62） ･･･････････ 86
心兪（BL15） ･･････ 88, 90, 91
水泉（KI5） ･･････ 86, 88, 89
前支正 ･･･････････ 79, 81
束骨（BL65） ･･･････････ 88
太渓（KI3） ･･････ 91, 92, 93
大杼（BL11） ･･･････････ 90
大杼（BL11） ･･････ 83, 88, 91
大鍾（KI4） ･･････ 86, 89, 89

太衝（LR3） ･･･････････ 83
太白（SP3） ･･･････････ 78
中府（LU1） ･･･････････ 96
中封（LR4） ･･･････ 83, 89, 93
手三里（LI10） ･･･････ 75
天宗（SI11） ･･･････････ 93
天窓（SI16） ･･･････････ 80
天池（PC1） ･･･････ 93, 96
天柱（BL10） ･･･････ 87, 88
天牖（TE16） ･･･････････ 81
天髎（TE15） ･･･････････ 80
督兪（BL16） ･･･････････ 91
乳根（ST18） ･･･････････ 93
乳中（ST17） ･･･････････ 96
然谷（KI2） ･････････････ 88
肺兪（BL13） ･･･････ 83, 91
魄戸（BL42） ･･･････････ 91
風池（GB20） ･･･････ 83, 88
風門（BL12） ･･･････ 83, 91
復溜（KI7） ･･･ 89, 91, 93, 93
附分（BL41） ･･･････ 90, 91
附陽（BL59） ･･･････ 91, 92
秉風（SI12） ･･･････ 87, 93
僕参（BL61） ･･･････････ 86
歩廊（KI22） ･･･････････ 93
兪府（KI27） ･･･････････ 93
膺窓（ST16） ･･･････････ 96
陽輔（GB38） ･･･････････ 93
養老（SI6） ･･････ 79, 81
蠡溝（LR5） ･････････ 93
列欠（LU7） ･･･････ 79, 95

【編者略歴】

形井 秀一
（かたい しゅういち）

1951年　長崎県に生まれる
1975年　東京農工大学農学部卒業
1979年　東洋鍼灸専門学校卒業
1981年　筑波大学理療科教員養成施設卒業
1992年　医学博士
1999年　筑波技術大学鍼灸学科教授
2017年　筑波技術大学名誉教授
2018年　洞峰パーク鍼灸院院長
現在に至る

著書：『くらしに活かす東洋医学入門』（共著，エンタプライズ）『自然なお産がしたい』（文化出版局）『からだの声を聴く』（医道の日本社）『治療家の手の作り方』（六然社）『レディース鍼灸』（共著，医歯薬出版）『WHO/WPRO標準経穴部位―日本語公式版―』（共著，医道の日本社）『カラーアトラス取穴法』（編者，医歯薬出版）『イラストと写真で学ぶ逆子の鍼灸治療』（編著，医歯薬出版）『ツボ単』（鑑・著 NTS）『産婦人科領域の鍼灸治療』（桜雲会）『妊娠・出産・産後をケアする妊婦マッサージ』（共訳，医道の日本社）など

イラストと写真で学ぶ
むち打ち症の鍼灸治療
ISBN978-4-263-24086-1

2019年10月5日　第1版第1刷発行

編著　形井秀一
発行者　白石泰夫
発行所　医歯薬出版株式会社

〒113-8612　東京都文京区本駒込1-7-10
TEL．(03)5395-7641(編集)・7616(販売)
FAX．(03)5395-7624(編集)・8653(販売)
http://www.ishiyaku.co.jp/
郵便振替番号 00190-5-13816

乱丁・落丁の際はお取り替えいたします．　　印刷・真興社／製本・皆川製本所
© Ishiyaku Publishers, Inc., 2019. Printed in Japan

本書の複製権・翻訳権・翻案権・上映権・譲渡権・貸与権・公衆送信権（送信可能化権を含む）・口述権は，医歯薬出版（株）が保有します．

本書を無断で複製する行為(コピー，スキャン，デジタルデータ化など)は，「私的使用のための複製」などの著作権法上の限られた例外を除き禁じられています．また私的使用に該当する場合であっても，請負業者等の第三者に依頼し上記の行為を行うことは違法となります．

JCOPY ＜出版者著作権管理機構 委託出版物＞
本書をコピーやスキャン等により複製される場合は，そのつど事前に出版者著作権管理機構(電話03-5244-5088，FAX 03-5244-5089，e-mail：info@jcopy.or.jp)の許諾を得てください．